中医师承学堂　辨证脉学书系

辨证脉学功夫沙龙(一)

主编　滕　晶

中国中医药出版社

·北　京·

图书在版编目（CIP）数据

辨证脉学功夫沙龙（一）/滕晶主编 . —北京：中国中医药出版社，2013.7（2019.10重印）

（中医师承学堂）

ISBN 978－7－5132－1466－7

Ⅰ.①辨… Ⅱ.①滕… Ⅲ.①脉学 Ⅳ.①R241.1

中国版本图书馆 CIP 数据核字（2013）第 109551 号

中国中医药出版社出版

北京经济技术开发区科创十三街 31 号院二区 8 号楼

邮政编码　100176

传真　010 64405750

廊坊市祥丰印刷有限公司印刷

各地新华书店经销

*

开本 710×1000　1/16　印张 16.25　字数 161 千字

2013 年 7 月第 1 版　2019 年 10 月第 2 次印刷

书　号 ISBN 978－7－5132－1466－7

*

定价 49.00 元

网址　www.cptcm.com

如有印装质量问题请与本社出版部调换　（010　64405510）

版权专有　侵权必究

社长热线　010 64405720

购书热线　010 64065415　010 64065413

书店网址　csln.net/qksd/

官方微博　http：//e.weibo.com/cptcm

辨证脉学功夫沙龙（一）
编 委 会

编 写 说 明

脉诊是中医四诊之一，为中医学之大成及精粹。历代脉学著作浩如烟海，精华论述难阅其详，但历代医家却多发"自《脉经》以来，诸家继起，各以脉名取胜，泛而不切，漫无指归"，"脉候幽微，苦其难别，意之所解，口莫能宜"之感慨。概由于古今传习之脉诊理法多采用明喻或暗喻的方法对脉象的形态或诊脉的内心感受予以描写，使得后习者难窥脉诊真意，导致脉诊的传承和推广应用受到阻碍。

齐向华教授著有《辨证脉学》，创造性地将"系统科学"理论纳入脉象研究中，将复杂的传统脉象分化为 25 对脉象要素，用现代物理学语言予以描述，通过强调对诊者手指感觉功能的开发，形成易于在实践中掌握的新的脉诊执教模式，使得后习者迅速摆脱"心中易了，指下难明"状态。由齐向华教授组建的面向国内外脉诊学者、专家及爱好者开放的"系统辨证脉学学术团体"QQ群，通过提问、讨论和授课等多种方式，切磋脉诊技能，碰撞理论火花。本书采撷其中最具有代表意义的观点、方法及其他理论成果，汇集成

《辨证脉学功夫沙龙（一）》。此书内容详实，观点新颖，深入浅出，思维激荡，很多第一手资料及特别体会均为首发，对初学者形象而生动地掌握"玄妙"的脉诊技术具有强有力的启示作用。"脉中义理极玄妙，一脉传心即了然"，祝愿广大脉学爱好者早日习得脉诊精髓。

由于本书内容体例为首创及编写人员学识所限，学术观点还有待于进一步完善，敬请有关专家和读者不吝赐教，以便不断提高本书的学术水平和实用性。

滕　晶

2013 年 4 月 29 日

目 录

无法割裂的"左"与"右"

主讲人：柳洪胜

如何从脉的左右中获得有用的临床信息，为我们的中医诊疗提供直接的帮助，或许对刚走入脉学大门的初学者有一定参考意义。

对于刚刚接触脉象或者对此感兴趣的人来说，如何认识脉象或者说懂得脉理是相当重要的事情。诊脉到底是怎么一回事？不停息的脉搏到底能告诉我们什么？看到有人能通过号脉断言疾病、肿瘤的大小、血脂的高低、情绪如何、财运怎样又是为何？目前的脉学体系大致可分三种：即以传统 28 脉为主的传统脉学、以诊断西医疾病为主的微观脉学和以指导临床辨证论治为主的"系统辨证脉学"。

先说一下教科书上的传统脉学：浮、沉、弦、滑。患者的脉象硬的如按琴弦就是弦脉，然后再反应主病——痰饮、疼痛、疟疾，其他脉象主病依此类推；妊娠脉都知道滑，假设摸脉真的这么简单，中医这么容易，那大家肯定都改行干中医了。所以刚从学校里毕业的学生，一进临床肯定犯傻，这主要是因为课本上教的和真正运用的东西好像不怎么一致。要是按教材上的内容，咱们大伙早就分清楚阴阳、表里、寒热、虚实了。

微观脉学近来非常火热，能诊断西医疾病，但能不能达到大师的水平就不一定了，即便大家水平真达到高手境界，下一步怎么样呢？一诊脉告诉病人你有脂肪肝、颈椎病，患者惊呼神医啊，号脉就知道。如果在穷乡僻壤或者自己在小地方开诊所或许非常好用，至少对提高自己的威信和群众的口碑非常有意义。但是如果在我这种天子脚下的所谓著名医院中，有时就不那么好用，患者会说是啊，以前做过 X 片、CT、MR 都说颈椎病，做了 B 超、普通和加强 CT 说是脂肪肝，现在就是治不好，请您开个方吧。还会遇到更尴尬的，诊脉告诉病人，您有乳腺增生呀，患者会说，我以前做过钼靶，前几天刚在您医院做过 PET，还有某某某等一大串疾病，下一步就看您老人家的了，如果就这两下子就完戏了。

"系统辨证脉学"是新兴起的脉学奇葩，是恩师齐向华教授针对以上两种困境或者弱势而创立的，是中医传统脉学在现代条件下的突破和创新，它有两个鲜明特点：一是"辨证"，这是这一新学说的灵魂，是从辨证论治出发为辨证论治服务的，是中医脉学的现代发展；二是"系统"，这是这一新学说的创新所在，是运用现代系统科学的理论和方法，从新的视野来探讨和阐明脉的系统特性和规律，解决了经典脉学没有解决的诸多问题，总结出一系列新的概念、观点、理论、方法，形成一套新的学术体系。举个例子，上周会诊一个病人（注：我们医院临床科室 39 个，每天都有各种各样的会诊，有些让人哭笑不得，但是，我会诊时打过的漂亮仗也不少，都是运用"系统辨证脉学"的基础实现的），94 岁女性，神疲乏力，面色晦暗，身体胖壮，肚子大如弥勒佛，因冠心病、心衰住院，会诊时患者喘促不能平卧，大便难，面露苦色，指着微量输液器里的爱倍断断续续告诉我这东西根本不管用，我快憋死了！声音粗壮有力，脉象左脉弦滑上鱼际，右脉大，右关脉滑实有力重按模糊。辨证：肝阳上亢，痰热瘀阻肠胃，肺气失于通降。处方：大柴胡汤加川牛膝。五天后再次应邀会诊，主治医师告诉我患者对他们的治疗非常不满意，让他们非常难堪，说输液好几天没有用，但吃了我开的中药以后马上不喘、不胀，神清气爽，把我当神医了。这样的例子相当多。

啰嗦了半天，大家别烦，就当看小说了，引言嘛，要让大家进来。下面进入今天的正题！

左右是诊脉中必须面对和要清晰认识的，目前我并没有发现哪位脉学大家诊脉不分左右的。脉诊大家金伟先生脉学独树一帜，他诊脉不分寸关尺，但是左右也是一定要分清楚的。

还是那句话："理论指导实践。"有了正确的理论指导，临证时才能做到游刃有余，才能居高临下、高屋建瓴地去看待古今论述的正误，才能真正地打开临证脉法大门，从而窥伺到瑰丽的中医殿堂。

《内经》云："左右者，阴阳之道路也。"比较左右，就是为了了解人体阴阳变化的中间出现了什么障碍。众所周知，阴阳的运动方式是左升右降，都知道血居于左，气居于右，我们也经常说肺主一身之气，肝藏血，那就是阴要从左边往上升，而气属于阳，要从右边往下降。血从左升，气从右降，言外之意肝的气就从左往上升，而肺的气就从右往下降，这是初步认识。更深一步，什么是阴？什么是阳？很多人包括历代很多医家认识得都不够到位，我十年前在山东省中医院跟老师读硕士的时候就和阎兆君教授谈过，阴和阳不能割裂开谈，其实就是一个东西的两个方面，左面就是"那个东西"的生发状态，右面就是"那个东西"的潜降状态！再进一步，大家想象一下，把手高举，观想双侧脉象，"那个东西"从左尺脉开始生发出来，到左关酝酿，再到左寸升腾到顶峰，然后一转，到右手，右寸开始向下走，到右关，到右尺潜藏起来，再一转，到左尺。如此循环往复，就是一个气机升降的太极图。心中有图，则手下有象，气机变化自然了然于胸。有了这个理，自然认识清晰，左侧木火上升，右侧金水下降，五行五脏自然寓于其中。再深入一下，从气的升降来看，左侧由尺及寸的上升是由小渐大的，是由内及外的，左尺脉沉，左关脉中居，左寸脉浮；右侧同理是由上及下、由外及内、由大渐小的。很显然，左右及寸关尺脏腑定位自然清晰。

《辨证脉学》中提及左右的情况，用上面的理论非常容易懂：

左尺细干涩，而右尺粗大，表示肾阴不足，肠道失润而大便干燥；左关弦大或突起热感，右尺粗滑，则表示肝火旺盛克犯脾土出现泄泻；左寸脉实大，表示阳气升动太过，如果左尺脉细干则说明是肝肾阴亏，肝阳上亢；如果右尺脉细软无力或芤大则说明是元阳不足，统摄沉降无力，导致虚阳上越；双尺脉实大而右关脉虚弱无力，则说明是脾气虚衰，运化不及导致的双下肢沉重或者水肿；右关脉沉、滑、稠、缓、黏滞则表示患者有饮食积滞；右关沉滑"模糊"表明患者平日嗜食肥甘；饮水量少脉象："枯"的脉象特征表明患者饮水量少。

大家应该看明白了吧？下面举几个会诊的病历，大家看看其中的"门道"。

脉案 1：李某，男，79 岁。

主诉：急性脑梗死 2 月余。

现病史：患者因冠心病搭桥入住我院心外科，手术过程中突发意识丧失，后经头颅 MRI 证实为急性脑梗死。患者因医疗纠纷不出院，住院两月后请我会诊。患者体胖壮，面黑，腹满。

既往史：高血压病史 40 年。

舌象：舌质暗红，苔白厚。

脉象：脉左溢、弦滑而数，左关明显，右脉寸部浮大。

脉象分析：患者属火热体质，素体阳亢，脉象的"溢、弦滑而数，左关明显，右脉寸部浮大"表明患者气机运动升降失衡，气机壅滞于上；"弦、滑、数"表明气机失常因阳热相对偏亢，肝阳激荡气血上窜。

病机：肝阳上亢。

治法：重镇降逆。

处方：镇肝熄风汤原方。

服药1周后患者家属惊呼患者完全变了一个人，皮肤晦暗明显好转，言语较前明显好转，头脑清醒了大半，脉象弦疾大减，肢体肌力好转，继续原方调整一月余出院。

脉案2：张某，男，47岁。

主诉：自觉乏力，头昏沉，精力差5月余。

现病史：患者5月余前自觉乏力，头昏沉，精力差，四处就医效果不佳，曾于中央首长保健医处就诊也因无效而非常失望，体形中等，秃顶。

既往史：无重大和特殊疾病史可载。

脉象：脉左关沉、软，左寸弱，右关沉，右尺稍大。

病机：中气不足。

治法：补中益气。

处方：补中益气汤加葛根。

嘱患者先服7剂，我对此非常有信心，因为是老乡非常投缘，留了电话。但是十天过去了也没有反馈，心中非常疑惑。两周后来电说出差刚回来，服用后效果非常明显，第二天又介绍了同事来看病。

结语：

人体上下一气尔。气机升降出入的变化构成人体的基本运动形式，配合脏腑的定位及五行的生克，则人体的疾病大致状态完全可以通过脉诊反映出来。脉诊不似书本上写的那样容易，但也不像很多人讲的那样难，真传一句话，假传万卷书，啰嗦了半天，望同道能因指见月，则善莫大焉。

思考：

1. 无论我们是高手还是菜鸟，脉象就在那里，不浮不沉；成为脉学大家非常艰难，更难的是在脉学理论的继承和发扬；金伟、许跃远、寿小云老师等难培养出像他们一样的脉学大家；如何能够完全继承和发扬老师的思想是我们面临的最大的课题。我们如何吸收老师思想的精华，避免出现貌似刻录版的"齐向华"呢？本人才疏学浅，在老师身边是十年前的事了，当年没学好，望众同道深思之，笃行之。

2. 诊脉是见仁见智的事情，脉象的信息可谓包罗万象，如何全方位而客观的感知呢？脉诊的"术"如何走到"道"的路上来？有哪位能真正走进老师的内心世界，去感知老师那份宁静和平和呢？我们应该如何修炼以便降伏我们"不安定"的内心呢？

3. 《金刚经》云："凡所有相，皆是虚妄，见所相非相，即见如来。"我们在对待脉象上是不是也应该尽量的还原脉象的本来面目呢？尤其像我这样的有一定认知、处于"半瓶子醋"状态的人，如何避免主观上"轻车熟路"而犯经验性错误呢？

4. 脉象的信息从何而来？又要走向何处？那个脉管是经手指的按压"碰撞"之后产生信息还是不按压也可以产生信息呢？大家一般只关注脉的上面，作为一个立体的脉管，管的内、外侧面携带着什么信息？有什么意义吗？

5. 虽然我们专门研究寸口脉，但是作为人迎、寸口、跌阳体系的"天、地、人"中的其他脉象临床意义如何？与寸口的关系怎样？

6. 在对待心理脉象等高层次脉象的研究上我们应该如何进入？寻求内心的共鸣还是主动的感知？

以上完全是个人的一点浅见，思考部分离题太远，仅是个人思考的一些问题，很多问题见仁见智，没有标准答案，初学者可以忽略这部分，否则可能会因思虑过度而"误入歧途"，望大家共勉。

"寒热"脉象要素的真谛

主讲人：丁晓

1. 寒热的定义

寒热是指脉在指下的温度异于正常的寒或热的感觉，可见于整体脉象、局部脉象和微观脉象。寒热脉象要素的辨识使用浅感觉之温度觉。

2. 寒热的历史渊源

脉象的寒、热在《内经》中已有论述，《素问·脉要精微论》："察九候……独热者病，独寒者病。"寸口脉中任何局部出现异于其他部位的寒或热的改变，都意味着相应部位的病变。但后世医家却没有再对脉象的寒、热进行单独而深入地阐述，而是一直模糊地赋予在一些脉象形态之中，如古人对脉象疾、躁的认识就含有"热"的因素，脉象迟、滞等就含有"寒"的心理感受。齐向华教授根据人体的感觉功能，并结合临床实际，重新提出了这对脉象要素，并对其意义进行探讨。

3. 寒热的临床意义

（1）辨寒热性质

①辨体质的寒热性质

阳热性体质者新陈代谢旺盛，体内产热较多，血液的温度较高则整体脉热；虚寒性体质者新陈代谢低下，体内热量产生较少，血液温度较低则整体脉寒。

②疾病的寒热性质

这是辨别病变寒热属性非常重要的根据之一，无论脉象出现怎样的脉形、脉位、脉势的改变，只要是血流温度高就是性质属阳的热性病；只要是血流温度低就是性质属阴的寒性病。尤其是沉位的血流温度更能体现出病变性质。

齐教授在临床分辨真热假寒和真寒假热的证候时，都是通过测量沉位血流的温度来确诊，因为对浮部血流温度的测量易于受到皮肤温度的影响，因此，用沉位血流温度可以决定机体内部的真实情况。

③辨脏腑的寒热性质

机体脏腑、组织代谢旺盛或衰退，均能够从脉对应的部位表现出来。《脉经》言："关脉迟，胃中寒"，"尺脉迟，下焦有寒"，"关脉数，胃中有客热"，"尺脉数，恶寒，脐下热痛，小便赤黄"。以上局部脉象的"迟"、"数"并不是代表脉搏的速率，而是古人所称的"类迟"、"类数"脉，是桡动脉局部血液流速的减慢和加快，并同时伴有寒、热的复合感觉。实际上脏器或组织无论是生理性的新陈代谢旺盛或低下，还是病理性的增加或降低，都会在相应脉位出现寒、热的反应。

另外，用寒热觉可以体会出金氏脉学脏器的寒热，对发现该脏器的新陈代谢有重要意义。

（2）辨阴阳平衡状态

机体正常的状态是"阴平阳秘"，如果上下的阴阳平衡状态被破环，出现了"上热下寒"或"下热上寒"的证候，脉象则表现出尺寒寸热或尺热寸寒的特征。

（3）辨别心理状态

心理状态能够影响脏腑组织的新陈代谢，通过脉象可以反映出来。寿小云认为，怒脉在左关部位隆起的同时有炬然播散的热量透发感，这种感觉好像动画电影中的太阳放光那样，一段段的细短线段振动跳跃地向手指放射播散，但传导的距离不远。无依无靠感觉脉象为脉搏高峰期间右尺脉主面及两侧位置，尺脉略细而微紧，两侧组织轻度均匀虚软，脉管周围振动觉淡薄，内侧尤其虚静冷清，就好像一颗孤树站在旷野中，四周空荡荡的。

4. 脉案举隅

脉案 1：李某，男，58 岁。2012 年 8 月 3 日初诊。

主诉：以双下肢抽筋、拘挛就诊。

脉象：脉动（思虑过度），脉细、敛、直、刚、枯、稀，双尺部脉热，郁郁透发，下部脉动荡。

方药：生地 30g　白芍 30g　当归 15g　川芎 30g　枣仁 20g　木瓜 15g　知母 20g　黄柏 15g　丹皮 20g　黄连 12g　黄芩 12g　麦冬 30g

分析：患者身体瘦弱，木型体质；脉枯、稀为阴血亏虚的体质基础；脉动（思虑过度），脉细、敛、直、刚，为思虑过度的个性及心理基础；双尺部脉热，郁郁透发，下部脉动荡，附加双尺部脉细敛，为在阴血亏虚、阴虚内热的基础上，欲念时动，相火妄动。治疗以当前疾病为主，当滋养阴血，舒筋解痉，兼清相火。故以四物汤加减，知柏连芩清相火、虚热，丹皮清血分蒸热。

脉案 2：张某，女，40 岁。2012 年 8 月 6 日初诊。

主诉：受风寒流鼻涕 4 天。

现症：流鼻涕、鼻塞、畏寒、头胀痛。

舌象：舌红苔白干。

脉象：脉枯、稀、热、疾、驶、高，右侧血管壁桡侧张力增加，表现为刚、敛、寒，桡侧缘与周围组织界限清楚。

方药：玉竹 30g　麦冬 30g　黄芩 15g　荆芥 15g　防风 20g　香薷 15g　丹皮 20g　浙贝 20g　僵蚕 12g　双花 30g　甘草 6g

分析：脉枯、稀说明患者阴血亏虚的体质，热、疾、驶、高为阴血亏虚，阴不制阳，阳气相对亢盛使然；右侧血管壁桡侧张力增加，表现为刚、敛、寒，桡侧缘与周围组织界限清楚，为感受外寒，寒邪束表使然。治疗当在患者体质的基础上辨证处方。玉竹、麦冬养阴生津；丹皮、黄芩清气血分热；荆芥、防风疏解表邪，香薷除用于疏解表邪，亦能化湿，合此时季节使用；僵蚕、双花、浙贝清上焦痰热；甘草调和诸药，共奏疏解表邪、养阴清热之功。

下面是主讲人讲课过程中同道的提问，选取部分作为探讨。

齐向华：

用寒热觉可以体会出金氏脉学脏器的寒热，对发现该脏器的新陈代谢有重要意义。如胃和心就非常常见，这就可以理解古代寒热并用的一些方剂，如升麻麻黄汤，还有乌梅丸等。

丁晓：

寒热，可以出现于整体脉象、局部脉象和微观脉象。在微观脉象的范畴，就涵盖了金氏脉学脏器的寒热。

柳洪胜：

请问寸寒尺热或寸热尺寒临床遇到的多吗？请老师举例说明一下。

丁晓：

寸寒尺热或寸热尺寒在临床上比较常见。尤其常见于气机上逆或气机下陷的病机系统中。

史伥元：

金氏脉学的脏器寒热是指脏器的代谢状态还是真的温度啊？

柳洪胜：

老师是说用上升支和下降支分别感觉温度？

齐向华：

还是用金氏定位好，是脏器的代谢。用微观脉法的寒热觉感受，许跃远的也要考虑，许氏脉法的大肠、前列腺、扁桃体等有炎症经常有热感。练习一下瞬间的反应时间，反应速度应该到 0.05 秒左右，每个点都要从指下流过，就像儿童反应一个快速从眼前飞过的东西。

柳洪胜：

病机病理的寒热错杂很常见，但是对微观脉象的温度觉没有什么认识。我们还要多加练习，差得太远了。

齐向华：

寒热是被古人忽视的一个感觉，非常非常重要。寒热是血流的热感和寒感，可不是皮肤温度，这是我们体系的特点之一，切记！

吾将"上下"而求索

主讲人：丁晓

1. 上下的定义

上、下是指在轴向上脉搏搏动范围超出了寸口三部。其中上是指脉搏搏动的范围超过了腕横纹，向远心端移位，而下是指脉搏搏动的范围超过了尺部正常的位置，向近心端移位。如图 1 所示。

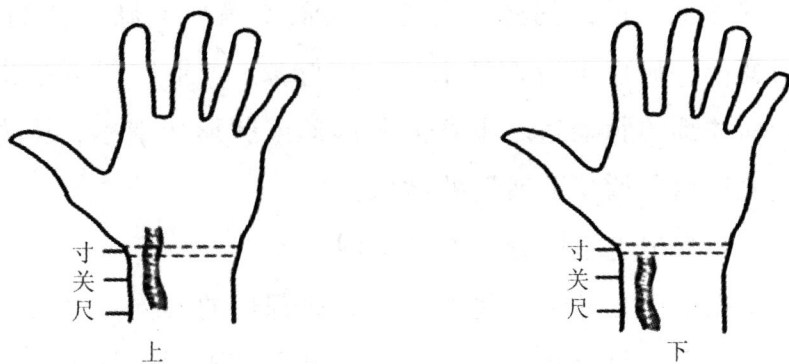

图 1 脉上、脉下

注：图中的虚线代表腕横纹，左图脉搏搏动的范围超过腕横

纹，向远心端移位，为脉"上"，右图脉搏搏动范围超过了尺部正常范围向近心端移位，为脉"下"。

简单地说，就是在腕横纹以上尚能触摸到明显的脉动就是上，在尺部以下尚能触摸到明显的脉动就是下。脉象要素上下见于脉搏波整体的变化，属于整体脉象特征；要运用定位觉来撷取脉动信息，属于脉动信息位置辨识的内容。

2. 上下的分类

（1）根据脉体长短分类

①脉体（轴向）整体延长

在这种情况下，向上超出寸部又称为"溢脉"，向下超出尺部又称为"覆脉"，即经典脉学中的"长脉"。

② 脉体（轴向）缩短或不变，整体轴向移位

在这种情况下，三部脉整体向近心端或远心端移位，形成了脉象要素"上、下"的另一种感觉特征。"上"即脉动上超出寸部，尺部的脉动随之上移而不满部或脉形变细小、压力变小，显现出所谓"上盛"的脉象；"下"即下超出尺部，而寸部的脉动随之下移而不满部或脉形变细小、压力变小，显现出所谓"下盛"的脉象。

（2）根据上下的分属部位不同

根据上下在寸部、尺部具体分属部位的不同，又分别有桡上、中上、尺上及桡下、中下、尺下之不同。具体分属部位的代表脏器如表1所示。

辨证脉学
BIANZHENG MAIXUE GONGFU SHALONG
功夫沙龙
（一）

表 1　　　　　上下分属部位的代表脏器

		桡侧	中部	尺侧
上	左	甲状腺	鼻	耳
	右	甲状腺	鼻	耳
下	左	足	泌尿生殖系	直肠
	右	关节	泌尿生殖系	直肠

3. 上下的临床意义

（1）脉体（轴向）整体延长

"溢脉"主机体整体的邪气充斥。如：脉象整体的热、数、疾、强表示邪热内蕴的病机，脉上、热、滑、寸部的麻点样凸感，表示是邪热蕴积上焦，这样就在清热类方剂中细化选定出清上焦肺热的方剂，如泻白散；"覆脉"主邪气下溜。如：脉象整体的热、数、疾、强表示邪热内蕴的病机，脉下、热、滑，右手明显，就表示了这是邪热侵及下焦的大肠湿热，应清大肠湿热，如葛根芩连汤。

（2）脉体（轴向）缩短或不变，整体轴向移位

表征：机体上下阴阳平衡被破坏，出现气机的升降失常。

"上盛"——气机逆乱在上，临床出现头面、胸部的症状。有升无降则必然下虚，下部阳气的相对不足，则显示"推而上之，上而不下，腰足清也"的征象。常合并出现进多退少、寸热、寸强、尺弱等脉象要素，其中若尺部脉凉，常用方剂如天麻钩藤饮，若尺部脉枯、细、热，整体脉热，常用方剂如镇肝熄风汤。

"下盛"——气机沉陷在下，常出现二阴、腰腿部的症状。有降无升则必然上虚，出现上部阳气的相对不足，则显示"推而下之，下而不上，头项痛也"的征象。常用方剂如升陷汤、益气聪明汤。

（3）上下的分属部位不同

这种分类的上下，属于微观脉法的范畴。表征意义主要是代表脏器的相应病症，此时多会出现某部位的凸起，对中医学的辨证论治无指导意义。

4. 脉案举例

脉案1：某男，58岁。

运动神经元病患者。查其脉：虽体胖，但左手脉稀，脉沉于下，上部脉不足，但仔细体会之，发现脉来疾去徐，进多退少。治疗亦当天麻钩藤饮镇潜。

脉案2：某男。

门诊碰到一生气后耿耿于怀的脉象。因生意被亲戚抢走，和亲戚打架，又被亲戚多搡好几拳，遂生气头痛，来就诊。查其整体脉象：脉上、热、进多退少、高、疾、驶、动（愤怒的谐振波）；局部脉象：左关部凸，有一气包，左尺部拘细敛，两部皆有愤怒外冲、欲发泄的感觉。为生气后不得发泄，耿耿于怀，还欲寻求报复的心理和冲动。处方以天麻钩藤饮加减。

脉案3：某女，70岁。

就诊目的及具体症状不详。查其脉：在右寸关部有明显的肝郁谐振波，左关部气包，脉热、上、进多退少、枯，左尺脉枯明显。治以天麻钩藤饮合六郁汤合沙参麦冬汤。

脉案 4：某男，50 岁。

因健忘、淡漠就诊。既往有中风病史，高血压病史，服用硝苯地平控制血压。察其脉：脉进少退多、弱、细、沉，右手脉模糊不清，但左右手有明显的烦躁焦虑的谐振波。治疗用李东垣之益气聪明汤。

5. 需要注意的几个问题

（1）位置觉和定位觉的定义及二者的区别

位置觉属于深感觉的范围，不借助于视觉和触觉等而感受。用于判断身体在空间中的位置以及身体各部分的相对位置，或诱发姿势反射的本体感受性感觉。定位觉属于复合感觉中的一种，它是外界对人体给予一个刺激，人体通过反射活动判断出刺激作用于机体某部位的能力。运用手指的位置觉和定位觉可以感知脉象在寸口部显现出的空间位置和脉象特征所处的层面、时段等。

（2）位置辨识

脉象之位置是指脉象特征在寸口部显现出的空间位置，这类特征的识别是运用手指的位置觉和定位觉。正常脉象的空间位置要符合三个条件：①桡动脉在肱桡肌腱与桡侧腕屈肌腱之间下行，近手腕端仅覆以皮肤筋膜，部位浅显，给人的感觉是脉管在肌腱之间的正中搏动；②远端搏动不超过腕横纹，近端搏动自尺部开始渐隐入皮下肌肉，搏动模糊；③

在水平垂直方向脉搏处于不浮不沉的中间位置。反之，内曲贴近桡侧腕屈肌腱或外曲贴肱桡肌腱，或呈"S"状、反"S"状弯曲；或远超出腕横纹或近显于尺部以上；整体脉象出现或浮或沉，局部或寸沉关尺浮，或寸浮关尺沉，或寸尺沉而关独浮，均显示病理意义。

从脉搏波位置辨识的内容来看，位置辨识包括的脉象要素主要有：曲直、上下、浮沉这三对三维向量。如下图2所示。

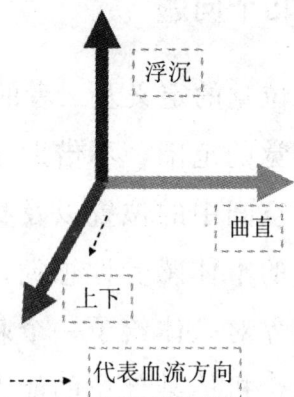

图2 脉象的位置辨识

（3）脉象要素上下与经典脉象"长脉"、脉象要素长短的关系

与经典脉象"长脉"的关系：脉体（轴向）整体延长出现脉象要素"上"时的脉象，即为经典脉学之"长脉"；当脉体（轴向）缩短出现脉象要素"下"时的脉象，即为经典脉学的"短脉"。

与脉象要素"长短"的关系：脉象要素"长短"是指一次脉动脉搏波沿血管壁传递距离的长短，与血管的长度无关。

（4）轴向与周向的区别

周向与轴向是血管的两种扩张形式。周向，就是对血管进行纵切面，在纵切面上的半径，是血管沿着直径扩张；轴向是与血液流动方向平行的方向，是纵向扩张。

下面是主讲人讲课过程中同道的提问，选取部分作为探讨。

丁晓：

刚才有师妹问：师姐，在门诊上曾听老师讲过，有些超出腕横纹的脉动不是脉搏，是谐振，二者有什么区别吗？临床意义有什么区别？

现解答如下：谐振波是伴随脉搏搏动，脉搏波对血管壁及周围组织的振动，形成的振动波；而上下，是脉体在寸口出现的部位。二者的振动主体不相同。谐振波来源于脉搏波，在临床意义方面，谐振波主要用来探查心理及情绪状态。脉搏波是心脏、血流与血管壁相互作用形成的运动波，主要用来探查形体疾病。无论是脉搏波还是谐振波，在腕横纹以上出现，都可以称为上。

"凹凸"之中有乾坤

主讲人：张华祚

1. 凹凸的定义

凹凸是"系统辨证脉学"经常用到的一对脉象要素，属于血流要素的范畴。凹凸是指局部组织高出或者低陷于血流层基线。高出基线则称为凸，低陷于基线则称为凹。

2. 凹凸的论述

凹的记载首见于《内经》，为三部脉中一部"独陷下"者，主该部位对应脏器出现病变。"凸"首次记载于《灵素节注类编》："寸口脉沉而横，曰胁下有积，腹中有横积痛……若沉而横，横者，顶指有力，而不顺轨，故知其胁下有积，及腹中有横积痛也。"这是指在血流中出现应指有力的局限性凸起，是腹中有积的脉象特征。许跃远认为凹凸特征是脏器病变的重要特征，凸出者为"阳性脉晕"，如触槐树豆角等，代表炎性肿块或肿瘤等；凹陷者为"阴性脉晕"，如触笛管的音孔，为脏器的萎缩或缺如。"金氏脉学"则称凸、凹特征分别为"冲搏"和"断搏"，并根据搏呈现出的不同性质判定疾病的性质。凸凹在临床中主要用来测局部组织气机状态、结聚气包、痰饮、增生、结石或者组织切除等。

3. 凹凸的意义

（1）辨脏腑气机状态

脏腑正常应没有凸起凹陷，当气机发生改变的时候也会在相应部位出现异常。如生闷气后局部出现的气包；郁怒化火，则在左关脉出现圆包样的凸起，按之像鼓起的内部压力较大的气囊；如果出现横克或反侮，则在右尺脉或右寸脉出现性质相同的气囊样凸起。局部凹陷的出现一般表示对应脏器的气虚，如右关脉凹陷则表示脾胃气虚。

（2）凸辨痰瘀凝聚的部位

痰浊、恶血凝集，或水湿停聚，停着于机体某个部位，则在该部位的寸口脉对应点上出现不同性质的凸起。

（3）定病变性质

凸起所显示的质地性质，有反应疾病性质的作用，如手感如软泡样的凸起多表示囊状占位；手感如硬结样扎手多代表结石性占位；手感如橡皮状多代表恶性肿瘤占位。凹陷显示相应脏器的萎缩或缺如。当机体内部脏器出现萎缩，或因各种原因导致的缺如，则在相应的脉位出现血液流层的凹陷。

（4）凹凸的常见病症

凸在男性患者中常见的疾病有鼻炎、咽炎、胆囊炎、前列腺增生等。女性患者中常见的有生闷气后化火导致的鼻炎、甲状腺增生、子宫肌瘤等。凹多显示相应脏器的萎缩或缺如，如某些肿瘤切除后的患者。

4. 凹凸的辨识

学习凹凸要素要运用到实体觉。实体觉是用触觉来感受所触摸物体性质的一种感觉，往往与温度觉、图形觉、质地识别觉有一定的交叉。

诊者在采集脉象信息时要在一定时间段内专心感受某一种感觉，即只开放单一感觉通道。比如在 30 秒内只感受实体觉，实体觉感受完毕后再开放温度觉通道，如此才可把握精准特征，不会遗漏。熟练之后，单一通道的开放时间会逐步缩短，摸脉时间就会有明显提高。对于初学者来说，凹凸特征明显的可以直接从血管壁上感受，比如刚做完子宫切除的患者，在尺下部偏内侧会有明显的凹陷形改变。随着时间的延长，这里逐渐会被瘢痕组织代替，血管壁上凹陷的特征会逐渐消失，此时要想精准把握子宫切除的信息就必须从血流层的凹陷来判断了，这也需要相当的功力。

5. 脉案赏析

脉案 1：孙某，女，47 岁。

主诉：周身怕冷、颤抖、紧张、恐惧焦虑 5 年余。

现病史：5 年前因受到惊吓而出现周身持续性颤抖，伸展不开，生气紧张时甚，心中有恐惧感，焦虑，偶怕冷，时有头目发胀，曾服中药、抗抑郁药、镇静药等，初效可。现患者仍自觉周身持续颤抖，眠浅易醒，夜间听到声音即心慌，纳可，二便调。

舌象：舌淡红，苔薄，脉弦紧动。

脉象：左手脉整体进少退多、深、来徐去疾、动甚、敛甚。左寸脉沉、薄、刚、细，左关脉浮、凸、数，左尺脉浮、枯、热。关的凸起则代表乳腺增生、结节。

脉案 2：夏某，男，62 岁。

主诉：入睡困难 30 年。

现病史；患者 30 年来入睡困难，需服用镇静类药物，每晚入睡约 4～5 个小时，平素出汗多，时心慌，手抖。现自觉脐周不适，多食易饥，时泛酸，双手仍不自主颤抖，左手甚。二便调。

既往史：糖尿病史 14 年，平素注射胰岛素 16U，空腹血糖约 8mmol/L。

舌象：舌红，苔薄白。

脉象：脉弦动数。

脉象分析：此人双手关脉下有典型凸起感，属于心揪起难松，心缩成一团，时间久后竟形成凸起感，可见其揪心程度有多重。

脉案三：寇某，男，58 岁。

主诉：左侧肢体活动无力 5 年，加重 3 天。

现病史：患者 5 年前无诱因出现左侧肢体活动无力入院，当时行颅脑 CT 示：脑出血。经手术治疗后好转出院，遗留左侧肢体活动无力，近 3 天加重。现头胀，以前额、巅顶明显，头晕目胀，面红声粗，下肢浮肿、无力。纳佳眠少，小便黄少，便秘。

既往史：患者平素好烟酒，嗜食肥甘。高血压、高血脂病史近 20 年，规律服用降压药，血压控制尚可。

舌象：舌红苔薄，脉弦。

脉象：左脉整体上、进多退少、来疾去疾、刚。左寸脉浮、热，左关脉厚、粗、稠，左尺脉凹、枯。

脉象分析：此患者土形人，脾胃厚实，关厚、粗表示其有食积，嗜食肥甘酿生痰湿内热；寸浮、热表示其为性情急躁之人；脉进多退少、来疾去疾，内热蒸灼津液伤阴，故脉干；气血居于上，故整体脉上。尺部凹提示肾动脉萎缩，影响肾的部分功能，表现为下肢浮肿，小便量少。处方以天麻钩藤饮加减。

每一种体察对象都要有一定的顺序。就像病机分层一样，脉象要素的表征含义也存在分层。例如凹凸，第一层，就是用实体觉去感受凹凸，第二层是如何定性，要靠精细触觉、温度觉、速度觉等感觉通道去感受凹凸之下具体蕴含的内容，第三层就是运用位置觉去为凹凸进行定位。三层的具体内容把握好，凹凸的整体辨证就出来了。

脉象要素"粗细"的剖析

主讲人：张华祚

1. 粗细的定义

粗细属于脉搏波要素，见于《辨证脉学》200 页。传统脉学中，粗细分别是两类大的脉象归类，例如大脉、洪脉都可划入粗的范畴。《辨证脉学》的粗、细是指脉动应指的周向范围大小，即手指感觉到的桡动脉的外径大小。

2. 粗细的论述及影响因素

在经典脉象中粗、细脉象均是纲领性脉象。粗类脉主要有大脉、洪脉、实脉、芤脉等，《脉经》说："洪脉，极大在指下。"细类脉主要有细脉、微脉、弱脉、濡脉等。有人研究认为，平人脉宽大约在 2.7mm 左右，脉宽大于寻常为大脉，小于寻常为细脉。脉动的粗细度除与桡动脉本身宽度有关外，还与桡动脉整体周向运动的幅度有关。

影响粗细的因素有很多：第一，桡动脉本身的宽度。从桡动脉的横断面来看，桡动脉呈横径略大、纵径稍小的椭圆形。形体高大之人，其桡动脉的纵、横径较常人肯定偏粗。形体瘦小者，脉自然偏细。第二，血液的充盈度。血液充盈者，其脉粗。大失血之后，其脉道不充，自然就细。第三，血管壁的弹性。脉的粗细与管壁弹性呈正比。第四，与周围组织的压力有关。如果是腠理致密之人，内部组织的压力大，其脉管受压，偏细。腠理疏松之人，脉道则有足够的弹性伸展空间，偏粗。第五，与病邪性质相关。热邪者，其脉较正常要稍粗，寒邪中人收引气机，脉较之平时偏细。临床中常见脉粗的有暑伤、燥伤、食积、痰湿、气逆、肝阳上亢、气陷、气郁等。另外，劳力过度者，脉管偏粗。

3. 粗细的临床意义

（1）辨体质

粗细可用来辨别患者体质。平素脉粗者，气血旺盛；脉细者则气血不充。

（2）辨虚实

疾病过程中，若脉体较平时变粗，提示患者受热邪充斥。反之，则提示患者气血阴阳亏虚。

（3）辨心理状态

粗细对心理状态有很大的参考意义：典型的细多表示患者心松不开，或者是压力大，之前说过的思虑过度状态就有细的表现。粗则多提示患者心里豁然平和。当然，心理状态的辨识不能仅凭粗细，还要结合其他要素。

（4）判断机体气血运行态势

细多表示气血运行的收敛不舒，如《脉诀刊误》中云"此血气收敛不舒之候"，"主拘急"，《脉诀乳海》："状若筝弦，气血收敛也"。

4. 粗细的辨识

体会粗细要运用的是精细触觉。外在形象的粗细是很容易用眼睛就看到的，但是桡动脉是没法单独拿出来的。所以体会这对要素的时候，我经常是先找到桡动脉的尺侧缘跟桡侧缘，这样就对横径有个概念了。至于纵径，脉管之上易感觉，脉管之下则要靠指力了。我通常的做法是找到一点突然发力，个人感觉这种突然间的信息干扰较少。

5. 脉案赏析

下面跟大家分享两个粗细要素的病例：

脉案 1：高某，女，36 岁。2010 年 7 月 30 日初诊。

主诉：易疲乏、困倦 3 年余。

现病史：患者于 2007 年行腹腔镜手术并小产后，感周身不适，酸痛，疲乏，气短，腿沉重感，精力差，记忆力下降。2009 年生产后症状加重，现仍易疲乏，周身酸痛，情绪低落，终日闷闷不乐，纳眠可，二便调。

既往史：无重大和特殊疾病史可载。

舌象：舌红，苔薄黄。

脉象：局部脉象：左寸脉沉、刚、细、涩；左关脉浮、刚、粗、热、浅层血流豆状凸、驶、数；左尺脉细、涩、枯。左三部整体脉短。右寸脉浮、滑、热；右关脉尺侧缘刚、滑、热、浅层血流豆状凸；右尺脉细、直、涩。右三部整体脉长、高。整体脉象：进多退少、来疾去缓、动、强、敛、稠、浊。

脉象分析：患者右侧尺脉"细"、"直"表征平时思想偏执且思虑过度的个性；左寸脉"沉"、"刚"、"细"、"涩"表征患者有情绪郁闷，不得发泄而肝气郁结史；双侧关脉"浮"、"滑"、"热"、"粗"及右关脉的"长"、"高"表征郁怒后忍而不发，郁结化火，克犯脾胃；双侧关脉浅层血流的"凸"表征肝气郁结，气滞血瘀，凝聚于肝经循行的乳房形成结节；右侧关脉尺侧缘"刚"表征胆囊具有炎性病变，以上二者都是气机郁结的结果；双侧尺部的"细"、"涩"、"枯"表征患者思虑过度，伤耗机体的阴津，导致肾阴亏虚。整体脉象的"进多退少"、"来疾去缓"、"动"、"强"、"敛"、"稠"、"浊"表征心胸狭窄、思虑过度、情绪郁闷不舒的个性和不良心理境遇，及由此产生出的肝气郁结化火、气滞血瘀、痰凝的不同病机层次。"肝为罢极之本"，疲乏无力，健忘，周身不适均由肝气郁结而产生。

诊断：精神萎靡状态。

病机：肝气郁结，化火伤阴。

治法：疏肝解郁，养阴清热。

处方：丹皮 15g　栀子 12g　柴胡 15g　枳壳 12g　白芍 30g　当归 15g　玄参 30g　黄芩 15g　枇杷叶 12g　防风 12g

荆芥 12g　佩兰 12g　甘草 6g

7 剂，水煎服，日 1 剂。

脉案 2：王某，女，62 岁。2010 年 11 月 11 日初诊。

主诉：头晕 13 天。

现病史：患者 13 天前行走时无诱因情况下突然出现头晕，欲向右侧仆倒，无恶心呕吐，双腿酸软，休息后可缓解。之前就诊中医，应用补气活血药，导致胸闷、口疮、烦躁。血液生化检查血脂略高，颅脑 CT 检查无异常。现仍头晕，无头痛，头昏沉，呈阵发性。行走不稳，欲向右偏，头晕与改变体位无关。记忆力下降，胸闷，气短，颈部紧痛，揉之可缓解。烦躁，脾气急，易生闷气。入睡困难，眠浅易醒，醒后难复睡，二便调。

既往史：无特殊病史可载。

舌象：舌暗红，苔薄。

脉象：局部脉象：左寸脉浮、热；左关脉浮、凸；左尺脉枯。左三部整体脉细、动、敛。右寸脉浮、粗、热；右关脉刚、凸；右尺脉细、枯、动、稍敛。右三部整体脉内曲、直。整体脉象：上、厚、稠、长、进多退少、来缓去疾、略数。

脉象分析：整体脉象"厚"、"长"、"来缓去疾"、"数"表征体质禀赋阳热之体，脾胃功能较强，食量大（注："察色按脉，先别阴阳。"该患者的整体脉象特征，决定了其适合药性寒凉之品，非补益温暖之品所宜。之前医生的错误就在于此！）；"上"、"进多退少"表征性情急躁；"稠"表征营养丰富，机体运化不及化生痰浊；双寸脉"浮"、"热"表征风阳动越，热邪上冲，窜扰清窍；右寸脉"粗"为气机降下不及；左关"浮"、"凸"（浅层位的圆包样凸）为郁怒结滞不散，当为西医疾病的胃肠胀气；左尺脉"枯"表征肾阴不足；右关脉"刚"表征背部肌肉紧张疼痛；右尺脉"细"、"枯"、"动"、"敛"表征人际关系较差，缺乏心理支持，心理孤独，又渴望被关爱，并为此而烦躁；左三部整体脉"细"、"敛"表征过分关注自己；"动"（躁动）表征心理压力下产生烦躁；右三部整体脉"内曲"、"直"表征自我保护意识重，自我为中心；左、右关脉麻点样"凸"为气滞血瘀痰凝的乳腺结节。综合体现出自我保护心理严重，过度关注自己健康，产生心理压力，肝气郁结，性情急躁，心理层面因素，和火热之体、痰热内生的躯体层面因素，产生出风阳内动，上扰清窍的现在发作性病机和痰瘀互结停聚的既往延续性病机。

诊断：眩晕。

病机：情志过激，思虑过度，肝气郁结，风阳内动。

治法：潜阳平肝。

处方：苏叶 15g　厚朴 15g　半夏 9g　白芍 30g　当归 15g　苏梗 20g　前胡 15g　柴胡 12g　枳壳 15g　枇杷叶 12g 黄芩 15g　丹皮 20g　天花粉 12g　钩藤 30g　生地 30g　降香 12g

7 剂，水煎服，日 1 剂。

2010 年 11 月 18 日，二诊。

服药后，排气、泻下大量黏液，眩晕、失眠、烦躁等症状明显缓解。上方增减继服。

以上两个病例皆来源于《辨证脉学》，脉象注解、用药都很详细，相信大家会有不小的收获。这就是我要跟大家分享的内容，请大家批评指正。

"刚"与"柔"的对决

主讲人：史伉元

对刚柔的体会可能大家在临床实践中不自觉地已经接触到。例如传统脉学中的"弦脉"、"紧脉"、"实脉"等脉象都能见到刚的身影，而"虚脉"、"濡脉"等脉象里包含了"柔"的因素。多数情况下人们会根据手下刚的程度结合形态学将"刚"的要素化身于"琴弦"等用端直以长来比喻。

1. 刚柔的定义

刚柔是指对质地软硬度的描述，通过手指感受血管壁张力的高低，来反映血管的柔韧程度。简单地说，刚即刚硬，脉管质地密实。硬是表达质地的形式，高质量和高密度；刚代表了张力，通过这个张力我们能体会出脉管的变形能力和弹性。柔即柔软。对应的脉管体质地密度不高，有种疏松宽缓的感觉。应指的切面表面张力不大。

2. 刚柔的实践对象

提取刚柔脉象要素的主体主要是脉管壁，是运用我们躯体感觉中的质地觉来辨识张力和质地这两方面的内容。要想准确的获得刚柔的脉象信息首先要正确地找到脉诊对象。

脉管是有形的实体，既有厚度也有自己的结构。脉管和周围组织之间有明显区分。由于在接近腕部表皮皮肤的脉管壁（浮取位）受脉搏波的影响较大，初学者可以先从动脉的桡侧和尺侧两边来体察脉管壁。通过左右内推外推的手法，找到脉管壁和周围组织之间临界的那个差别过渡区。如下图3所示。

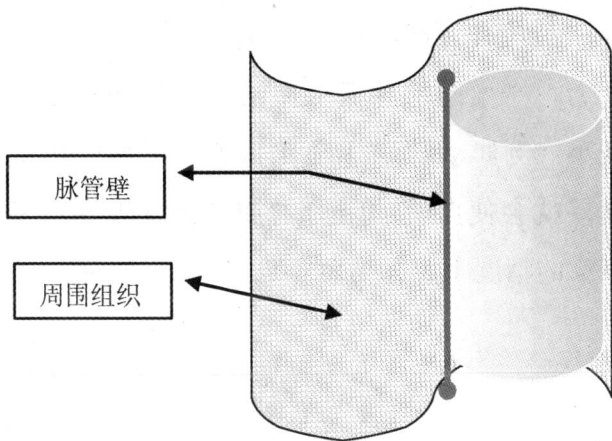

图3　脉象要素"刚柔"指感示意图

注：脉管壁处是体会刚柔的部位

3. 刚柔提取内容

在找到诊脉的对象之后，就要学会能从这个对象获得什么样的信息。在刚柔要素中，主要体会的是管壁的质地软硬和血管壁的张力。

先谈脉管的张力。脉管的张力用通俗的话说是我们感受到的物体变形后表面的那种绷急的状态。

首先是张力的定义：从物理学角度而言，张力是指受到拉力作用时，物体内部任一截面两侧存在的相互牵引力，也就是弹性物体拉长时产生的应力。还有一个表面张力的定义：水的表面张力是分子间的引力，这个引力试图使液体的表面积保持最小，而所有形状中，只有球形的表面积最小。所以，失重状态下的液体呈球形。

脉管是一个弹性圆柱实体，血液在内流动对脉管壁冲撞产生一定的作用力，加之脉管的收缩与扩张运动，血管内层的弹性层和平滑肌被拉伸，产生张力。正常情况下，脉管的弹性能够适应这个力，产生回缩并保持血液流动的正常。在异常情况下，弹性变小，例如动脉粥样硬化，破坏了脉管内的弹性，组织柔韧度变差就会使血流的阻力增加，脉管表现出来的张力也会增大。相反的情况下，张力就不会很大。如下图4所示。

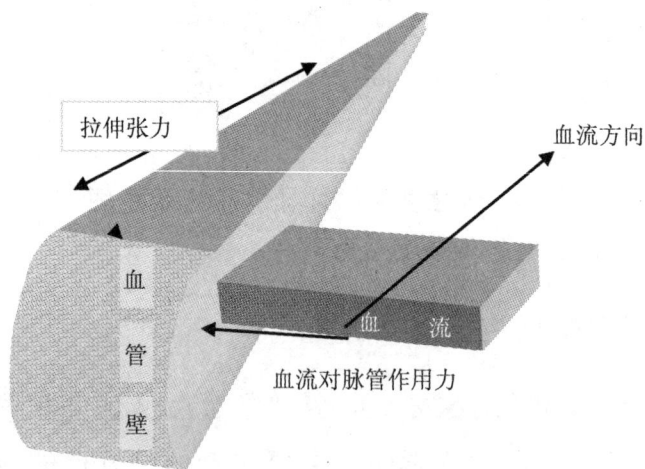

拉伸张力

血流方向

血
管
壁

血　流

血流对脉管作用力

图 4　脉管张力示意图

需要提及的是，由于脉管是个圆柱状的形体，其张力除去有被牵拉产生的那个力之外，还应该包括像表面张力的那层含义。

4. 刚柔的入门实践手法

体会这个张力可以从以下例子进行实验和形象理解。各位可以试试，作为"刚柔"要素的入门之法。

（1）橡皮筋

体会橡皮筋在未被牵拉时的手下的感觉；两端被牵拉后，单位面积内的指下体积被压缩，体会质地由稍疏松变密实的改变过程，和表面由略软到变硬的触觉变化。其实这种刚的变化，就是古人说的"缓急"含义中的一种，一种绷紧急迫的形态。

（2）吹气球

如果各位有对表面张力的认识不清的，请吹气球，气球不断增大的过程就是表面张力不断增大的过程。从视觉上可以看到气球不断增大，而从指下也可以感觉到从质地到张力的改变。气球由厚变薄，质地被扩张压缩。

（3）摸琴弦

在调琴弦的松紧度的时候明显有个张力的改变。在琴弦被拉紧时，会更加的勒手，摸上去有紧张的感觉。古代所说的"弦急"的脉象不光是脉象类似琴弦的形态（当然，脉管的这种伸拉方向一般是呈琴弦状），更有这种琴弦被拉紧后快断弦的"崩溃前状态"。这也可以反映人的心理状态。

以上三个例子希望能给诸位一个启发。在有了理解之后可以体会动脉硬化患者的脉象，或者通过比较老人和小孩的脉管弹性来练习刚柔的指感。通过以上例子各位也能体会出不同质地物体的柔韧性不同。

5. 刚柔之脉管软硬

用质地觉体会不同物体的物品对大家来说，应该不是什么难事。棉布、木头、金属的质地觉都是不同的，在体会脉管的质地的软硬时只要将关注面放到质地觉上面来就行。不去关注脉搏跳动、脉的形态、脉的强弱等等，只是体会质地如何。哪怕最开始只选取一个小的区域来体会。这就是《辨证脉学》要求单因素单通道练习，这种练习先帮助脉诊者把自己的躯体感觉调动起来，然后再积累情境记忆。

现将脉管质地变化的机理试做分析。可以从两个方面来概括刚柔指感改变的原因。一是本体的实质性的改变，一个是脉管的相对变化。

（1）本体实质的变化

本体实质的变化是指构成脉管壁的内容、结构发生了变化。例如动脉粥样硬化，内皮细胞从形态到结构发生了变化，造成脉体的质地和密度发生了改变，造成了动脉硬化的"刚"；又如运动神经元病，神经接头或效应器官发生了改变，造成了脉管收缩不及，整个脉管没了支架，处于瘫痪状态，不能发挥正常的作用出现了病理的"柔"。

（2）脉管相对的刚柔

这种相对的刚柔是指如果从病理学的角度来说没有客观的病理过程，但是从脉象上却能摸到刚柔的要素。这种情况非常常见。这是脉管与脉内、周围组织作用以及脉管自身功能性变化引起的。首先，脉管的张力除与自身的质地弹性柔韧度有关外，还与内部给予的压力有关。脉管内的压力不足，产生空虚的感觉，而脉管却以支架的形式没有随之缩小，则会出现外强内弱的情形，相当于是古代的"芤脉"。这种情形下的脉管不一定是真的变得刚硬，而是相对于脉内压力而言显得刚硬。临床多是对应大量汗、吐、泄、伤津耗气或大失血的急症。慢性失血或失水的情况脉管会随之身体状况适应性变细。其次，脉管壁与周围组织之间有个接触的过渡地带，正常的情况下，组织与脉管处于协调的状态。在某些病理状态下，如思虑过度状态、心理孤独的心理状态、躯体部分受凉等情况下，周围组织与管壁之间的平衡性被打破，过渡间隙变得异常明显，脉管壁可被显现成轴向的线状脉。再次，脉管体的自身功能变化。正如恐惧使人紧张，开心使人舒缓的机理一样，脉管随着机体状态的变化而变化。在多数情况下，由于情志或相应脏腑组织病患等因素的刺激，脉管壁自身的痉挛使脉管体变硬，像肌肉收缩后变得坚实那样。脉管壁的收缩和脉体的整体收缩是两个概念，脉管整体的痉挛收缩会使脉道变细，而脉管体的痉挛收缩最直接的是质地变硬，拘挛状。当然两者常常是协同发生，所以临床上有些思虑过度的患者不仅整个脉体痉挛的非常细，细如弦，而且还有类似刀刃触手的感觉。这些状态与周围组织和内部都是密切相关的。

其实在感受张力和脉管的软硬在临床实践中是混合出现的。感受张力的同时也就是在感受脉管的弹性，而弹性差的也多伴质地变硬。

6. 脉贵中和

刚柔是两个极性相反的要素。脉象要素以相反的形式出现是为了更好地把握正常的状态——"脉贵中和"，过刚和过柔都是病理的状态。刚和柔的中和态有一个范围，根据不同的人群而有所变化。例如老年人多偏刚，属于老年的正常范围。如图5所示。

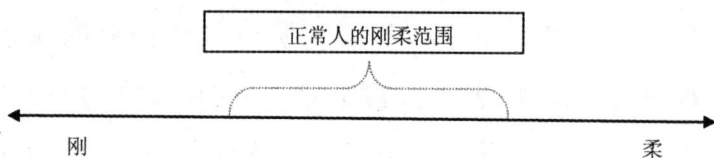

图5　脉象要素"刚柔"正常范围示意图

7. 刚柔的临床意义

刚和柔的不同病理状态都代表不同的病理意义。区分不同病理情况下的"刚、柔"对辨证治疗有不同的指示作用。刚柔代表的临床意义在《辨证脉学》中已经有所阐释：辨病邪寒热；辨血实血虚；辨疼痛；辨心理状态。现将辨识"刚、柔"要素的几个需要注意的问题结合我的一些脉诊体会浅谈一下其临床意义。

在识别刚柔这对要素前要注意的几个要点：

（1）刚柔的形态

脉管出现刚柔的改变后可出现多种形态，既可以是整体的改变也可以是局部的改变。例如线状脉，可以贯穿于整个手的尺侧或桡侧，也可以是局部的炎症刺激产生的边脉。可以出现整个脉管边界模糊、散漫，也可以整体变细，呈现弦的征象。可以在桡侧尺侧明显，可以横贯脉脊，也可以单独存在于寸关尺各部。但无论幻化成什么样的形态，请记住辨识刚柔的本质。

（2）与强弱要素的关系

强弱是脉内压力的大小，通俗地讲就是跳得有力或无力。有时候脉搏压力大之后，满手的充盈感，给人以强劲的体验，容易与刚柔相混淆。一般来说，脉内压力与脉管的张力是协同的，而脉管的弹性是能适应一定范围的。有的脉内压力大，但是仔细体会时脉管壁的张力并不大，甚至是腠理疏散的范畴，可能代表热邪充斥（缀以"可能"两字，是表明热邪充斥不能仅从这两者的要素来判定，后类同）；若伴随脉管壁柔韧度差，外部张力高，内部压力强，可代表高血压；又有脉内压力不足，稍微重按脉管即有塌陷空虚感，是我们前面说到的"芤脉"，与辨血之虚实同意义，兹不赘述。

（3）与粗细要素的关系

粗细是体察脉管的形态。直径大者脉管粗，直径小者脉管细。粗细与刚柔的关系密切。而我们常说的弦脉，脉弦紧都与这两个要素的混合有关系。一般而言，脉细与脉刚、脉粗与脉柔是协同的。在辨别心理层面的内容时，这两者常搭配出现。在以前讨论的思虑过度状态的脉象中经常提到这两个要素。患者因思虑过度，形随神发生了拘挛，脉管整体变细，甚至脉体收缩出现了脉脊。心理压力大的患者，脉象如同绷紧的神经一样，张力极高；有恐惧心理的脉象也伴有脉刚，而喜悦的心理会表现在左寸脉管壁周围组织呈现松弛的状态，可辨心理。

（4）与内外要素的关系

脉管刚柔在尺侧和桡侧两端的明显变化与"内外"这对脉象要素有关系。躯体受寒，寒则收引，引发相应的脉象，出现刚脉。例如肩背部受寒会在寸部桡侧缘出现边脉，可辨寒热。又如胆囊炎的病理刺激，在关内侧缘出现局限性的边脉，可辨疼痛。

刚柔与周围组织间的关系很有意义。痰湿邪气内聚时，会使脉管的边界与周围组织关系不清，张力变小；而食盐多的患者，出现水钠潴留，脉管壁变模糊（食盐脉是齐老师的独创）；心理孤独者的脉象与周围组织的共振变小，显得清清凄凄，就有"挺然于指下"的描述。

（5）与怠驶要素的关系

脉管变的刚性，会使脉搏波的传导速度增快。

（6）与稀稠要素的联系

稀稠是诊断动脉粥样硬化不可少的一个重要因素。

通过以上的注意要点可以看出，刚柔这对脉象要素与各个要素都是相互联系的，在不同的系统和层次中代表的意义不同。我们已经涉及的系统有心理辨识系统、现代疾病辨识系统、病机系统等。将刚柔内的不同质地和性质进一步细化和拓展可以来描述凸凹要素中不同病理性质，可以不单指代脉管壁，不断完善脉象要素需要在座诸位共同的努力。

8. 病案赏析

张某，男，35 岁。

主诉：右眼睑闭合不全半月。

现病史：半月前因受凉引起口喝，右侧面部肿胀，曾在山东省中医院诊为周围性面瘫。用中药治疗效果一般。现症见：右侧眼睑轻度闭合不全，右侧额纹变浅，右侧鼻唇沟变浅，纳眠可，二便调。

舌象：舌淡红，苔薄白。

脉象：脉弦紧。

处方：麻黄 3g　白芍 12g　细辛 3g　桂枝 12g　干姜 6g　半夏 6g　黄芩 12g　生甘草 6g　当归 12g　羌活 12g　生地 20g　天麻 12g

7 剂，水煎服，日 1 剂。

按：这个案例中病人受凉脉象很明显，用中药解决面神经痉挛的状况。很可惜没有把全面的脉象要素记录全。

下面是讲课过程中大家讨论的精华选段：

脉手：

协同性的强调，是我在阅读本书后，准备与齐教授探讨的话题，因为当时觉得书中没有足够强调，另外临证时主要以搏动为主论治的，管体是讲给初学者的，以避免指感感知的误区，认识到一些指感的物质对象，有利于鉴别伪指感现象。今天很高兴，看见主持人的协同指感，可见齐教授在实践中也是很强调协同的。

王鹏：

什么叫协同指感？同向又关联的指感，主要是整体的正向、主导型的指感。

脉手：

一般而言，脉细与脉刚、脉粗与脉柔是协同的，也有不协同的案例。一般来说，脉内压力与脉管的张力是协同的，而脉管的弹性是能适应一定范围的。这里开始涉及协同了。

大、浮、数、动、滑的关联性，常常合并出现就是协同即阳化的，如果是细化的要素，就是刚、长、大的协同出现。

柳洪胜：

我插一句，这周我会诊时故意把脉诊放在最后，先问诊后仔细的辨证，待结果出来后再诊脉，详细记录，再看结果，对脉象的认识非常重要！

滕晶：

刚柔包括质地，也可包括性能，动脉硬化血管壁的刚是一种质地的变化，心理状态的刚是一种性能的变化。

丁晓:

总结下前面的刚柔软硬。刚柔是用质地觉去体察。刚柔指的是表面张力,方向延血管壁方向,是一种性质。刚柔的外在表现在于软硬,是一种真实的质地。二者之间就是机理与外在表现的关系。

崔晓敏:

脉体的整体收缩指的是什么?

史俍元:

脉管整体收缩,例如原来直径 3 厘米,通过弹性收缩,直径变为 1 厘米。整个脉管都细了。

崔晓敏:

芤脉的话,是应该感觉柔吗?

史俍元:

这个柔的概念有点宽泛。我讲这个案例是说明,脉管壁和脉内压力的相对关系。可以脉管壁硬点,变成革脉,也可以正常,就是正常人的脉管弹性,但是由于内在压力不足"显得"刚。

崔晓敏:

但是我不明白,从体液流失的角度来分析,革脉该比芤脉更严重一些,怎么反而会更硬呢?是管壁发生了相应变化吗?

史俍元:

革脉和芤脉的描述是古代医家按照临床脉形来描述的。与现在的对应关系是不是一致也不好说。难道体液流失多了真的是革脉吗？本身革脉的临床意义就有待考证。不可执泥于此。临床上体液丢失，长期体内缺水的脉象是脉枯，是"枯荣"的范围。可能古代把枯的那种苍老感比喻成了革脉。

煮酒论"厚薄"

主讲人：张华祚

1. 厚薄的定义

厚薄是指患者寸口脉血管壁的厚度，属于脉管壁要素的范畴。简单来说就是寸口脉的外径与内径之差。这个数值越大，说明血管壁越厚，反之则越薄。如图6所示。

厚　　　　　　　　　　　　　　　　薄

图6　脉象要素"厚薄"示意图

注：外圈实心部分代表脉管壁，中间黑色部分为血管腔

2. 厚薄的论述

脉象"厚、薄"的概念出自《重订诊家直诀》："厚薄……以形体言，非浮沉之谓也。故有浮而厚，有沉而薄。

浮中沉三候俱有，按之不断，谓之厚；仅在一候，按之即断，谓之薄。"周学海的论述有不妥之处，经典脉学中的大脉、实脉都是三候均有；虚脉为浮取有沉取无，弱脉为沉取有浮取无。笔者所定义的厚薄为医者指下感觉桡动脉的血管壁厚度，这是笔者通过临床实践所提出的新概念。

3. 厚薄的意义

（1）辨体质强弱

一般来说，体质壮实的人，气血充盛，总体血管壁偏厚，其中土形体质的人会比较明显，特别是在关部。因为关部在部位上对应人的脾胃，脾胃是气机升降的枢纽，有上传下达的作用。胃是个空囊性的脏器，人体通过口腔摄入的各种性质食物都会进入其中。大家试想一下，如果胃壁不厚一些，早晚会有被食物戳穿的一天吧？所以说胃壁厚是有道理的。相反，先天禀赋不足的人则血管壁偏薄。

（2）指导临床用药

脉厚之人多耐攻伐，用药剂量可稍大，甚至可考虑虎狼之药。脉薄之人则相反，宜缓图之。

（3）辨别不同的病理意义

胃黏膜应激性增厚的病人会在关部显现脉粗，但细细体会却会发现脉管的结构不一致，手下的感觉也不完全相同。增生部分的弹性不如正常管壁。当然，这些临床意义的表达还要结合其他要素。

4. 厚薄的辨识

体会厚薄要运用到的基础感觉是实体觉。大家练习的时候，可以用弹性较好但是又不硬的水管来进行，最好水管里还有流水，最大程度地模拟脉管。在体会的过程中，手指下的用力有个由轻到重的过程。对于初学者来说，只有把管壁都压到血液层才能体会大致的管壁厚度。手指灵敏度提高后，这个过程甚至可以完全省略。

大家要注意的一点是厚薄仅仅是管壁的厚度而不是整个脉管的"粗细"。

5. 病案赏析

戴某，男，35 岁，省直机关干部。

患者 1 月前无明显诱因出现头晕，发作时欲仆到，头昏沉，无视物旋转，与体位无关。劳累时加重。现仍头晕，多梦。纳可，二便调。舌淡红，苔薄，脉弦紧。

分析：患者土形人，大腹便便。脉粗、厚、滑、来疾去疾、内曲。由于工作原因，应酬较多，很少锻炼，嗜食肥甘，性格急躁，对有些事情过度关注。

处方：天麻 20g　钩藤 30g　川牛膝 20g　杜仲 15g　桑寄生 12g　石决明 30g　夜交藤 15g　苏叶 15g　厚朴 15g　半夏 9g　防风 12g　荆芥 12g　甘草 6g

7 剂，水煎服，日 1 剂。

二诊：服药效可，仍有头晕，头晕时欲倒，情绪激动时甚，偶有头痛，无视物旋转，纳可，眠差多梦，二便调。舌红，苔薄，脉弦紧数。脉来疾去疾程度减轻，整体脉位稍稍下移，仍有思虑存在。

处方：上方去厚朴、荆芥，加僵蚕 12g，夏枯草 12g。7剂，水煎服，日 1 剂。

三诊：服上药后效佳，头晕消失，停药至今，现症见多梦。入睡尚可，纳可，二便调，大便前干后稀，现服用"痔康胶囊"，舌淡红，苔薄白，脉弦滑。

处方：上方加浙贝 15g，苏子 12g，莪术 12g。7 剂，水煎服，日 1 剂。之后病人一直未复诊。

下面是讲课过程中大家讨论的精华选段：

崔晓敏：

厚薄可以判定人的先天和后天的不足，如何根据厚薄判定是先天不足还是后天失养？厚薄可以受到后天的影响，那除了变薄之外，还有变厚的趋势，如何会变厚，有哪些原因呢？

丁晓：

我觉得后天失养的病人如果能到了"变薄"的程度，整个脉象都会有变化，而且尺到关的血流量相应减少。同样是薄，先天和后天的区别，一个在于肾，一个在于胃，就是看这两个部位同时出现的脉象要素，然后联系起来，定先后天。假如，右关薄、弱、散、细等表征虚弱的要素出现，就是后天不足，双尺部出现的话就是先天不足。但是这是理想的状态，要灵活处理。

史侂元：

我觉得那种先天遗传性的脉管壁薄的和后天补养不好的薄不是一个概念。先天的那种脉管壁的薄真是薄如纸，不用很大的手指压力就能到血流。这种人是不容易吃胖的，对应的胃肠壁也很薄，胃肠吸收的功能不行。后天造就的薄，尤其是有的女同志减肥，再瘦那个脉管壁的薄也不是先天的那种薄，而且后天的改变多发生于局部，比如脾胃不好则关部薄或者房劳造成的尺部薄。先天的薄是均匀的，出生就带下来的样子。一位病人，常年胃溃疡，他的关部很薄，但是身体底子好，土形人，双寸气血极为旺盛，他是典型的后天失养。

丁晓：

当脉滑稠时辨别血脂升高，很容易。但是，当脉稠的程度减轻了，血脂恢复正常，如何根据现有的脉象特征，判断既往的血脂情况呢？起初，我曾经摸到过一个病人，血管壁内侧像下水道内壁一般，淤积了好多的"垃圾"。脉厚，但是内壁不光滑，坑坑洼洼的，还有好多附着物，血液质地不稠，稀滑脉，在血流和管壁之间有一层空白带（就像沙滩，血流到不了那个地带），当时很疑惑。后来病房里又碰到这样的一个特征，我怀疑是血脂高，但是化验指标并不高，询问患者得知以前高过。后来又陆陆续续的碰见了好多例。我的总结是：既往血脂高，血液中过多的脂质成分对血管壁造成了损伤（具体机理和结果可以参见西医病理），后来血脂降低，血流黏稠程度降低了，但是对血管壁的损害已经形成，不能回到从前，于是就形成了以上的脉象特征。所以血脂升高的脉象有一个过程流，这个过程流中，存在脉管壁和血流成分、流速的双重改变。所以说，不论血脂现在如何，只要有既往血脂升高，还有足够的时间让它对血管壁造成损害，就会产生脉管壁的变化。

脉是机体的一个器官，脉动是机体自然存在的生理现象，脉动中蕴含着机体的所有信息，不同的脉动信息，对诊者手指就会形成不同的刺激，这种刺激反应到人的大脑皮层，就是脉象。根据中医学的藏象理论，脉与象之间的对应关系就是这样的了。这个就是咱们老师提出来的脉藏与脉象的关系。所以，我觉得咱们有必要好好刷新一下咱们脑袋里脉象的定义。

聊聊我对"枯荣"脉象要素的认识

主讲人：史伋元

离离原上草，一岁一枯荣。自然界春绿秋黄的更替代表了生命的轨迹。其中主要的改变成分就是水分（生物体液）。我们可以从视觉上看出水润的颜色和枯老的痕迹，也能用手指感觉出这两者的差异。脉诊靠的就是精细感觉来辨识人体体液的多寡，即枯荣。枯荣这对脉象要素也是齐教授独创的一对特殊要素。

1. 枯荣定义

枯荣是指脉干枯或者润泽的感觉，是对含水量（事实不应该单指水，应该还包括神经内分泌物质等，各类物质对脉象的影响是今后要继续研究的内容）不同的脉象形象的一个描述和定义。这种指感不太容易描述。含水多的组织水润润，甚至有嫩的感觉，含水少的组织干巴巴，甚至像干柴。

2. 枯荣的生理学背景

在详谈前，需要回顾一下有关水液代谢的部分生理。水是人体的重要组成成分，人体内的液体部分，即体液，占体重的60%。体液中的2/3分布在细胞内，为细胞内液，其余的1/3分布在细胞外，为细胞外液。细胞外液中的1/4分布在心血管系统的管腔内，也就是血浆，其余的3/4分布在全身组织间隙中，为组织液。

3. 枯荣指感的机理（试述）

枯荣的本意：水分的改变，导致的指下脉的质地与性质发生改变。这种质地的改变在多种环节的综合作用下，最终产生了这样的指感。接下来我将结合能够表现人体水液代谢状态的脉象要素，从不同方面进行综合阐述。

（1）容积的改变

水分的减少会造成有效循环血量的减少，也会造成细胞本身体积的改变。脉管的管腔体积会缩小，可表现为整体或局部的改变。局部常见于左尺部或左关，有塌陷感，形成"凹"的要素，描述成干瘪也许更确切些。如图7所示。

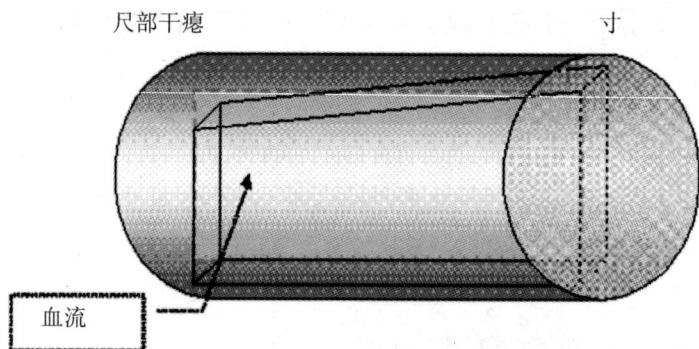

图7 脉管容积示意图

注：图中虚线代表正常脉管的容积，实线表示患者脉管容积的异常改变

发生这种容积改变的，还包括构成脉管的细胞。脉管结构细胞的"枯萎"，使脉管壁的指感有苍老发柴的感觉。个人觉得，这种指感也许是将革脉比喻成如触鼓皮的原因所在。这种脉管壁的出现代表人体长期缺水，多呈整体性的变化，同时伴有脉管整体变细，是人体整体体液缺失的表现，这种人多偏瘦，不爱喝水，亦有体质之差别。例如交感神经亢奋的患者饮水多从尿中排出，很少储存在机体内。对应的中医理论有津液之说，一般来说，枯与津亏联系较多。精亏多与"稀"联系的多，是属于有形物质的减少。再通俗直白的说是溶质与溶剂的关系。

（2）血流动力学的改变

具体来说，细胞的水分减少，即细胞内液减少，细胞会出现干瘪、变形等病理改变；从细胞外液来说，润滑细胞间的"润滑剂"变少，细胞间的摩擦力变大，导致血流动力学改变。脉内容物之间的摩擦力变大，脉不流畅，显示出"涩"的特征来。这种涩既是有"如雨粘砂"的形态感，又有表示血流涩滞的血流动力学改变。而脉内水分充足，摩擦力小，则会显得滑利。这种润的表象和枯的表象被古代医学家划分到了"滑脉"和"涩脉"中。由此，我们可以看出，古代传统脉学是个一脉多义的混淆的概念。"系统辨证脉学"对脉学概念进行重新理清和界定范围，各自有了明确的定义。"系统辨证脉学"里的滑涩是指脉中血液流利程度的

改变。

荣枯主要是在血流的层面进行体会的。津气血精液都是一体相互转化的。因为血流代表了有效循环血量，对体内重要脏腑的气血供应有重要的意义，辨血流的枯荣有相对的重要性、准确性和稳定性。需要再提一点的是，脉管壁的枯荣也有其一定意义，因为我们知道，血管壁是血管内血液和血管外组织液进行物质交换的主要场所，人的体液变化会造成水分在管壁内外的重新分布。

食盐多的人的脉存在水钠潴留，以及水肿患者的脉象在脉管壁上会有改变。我的体会是由于水钠潴留，摸脉不清楚，像隔了个水包，透过水包摸脉。水肿同时伴有稀滑和饱满感。辨清脉内血流和脉管壁的枯荣情况可分析出水分在组织间隙或者是血管内的分布情况。

4. 枯荣的意义

枯荣的临床意义简洁而又有力，就是辨体液是否充足，是否阴虚。这对脉象要素如同"寒热"要素一样特别值得我们珍惜，因为历史把它忽略了，而它的作用却很重要，指向性强，不存在假阳性。说到这里，我们传统的体察方法都用脉管细或者芤脉、革脉等来描述。这些要素不是固定稳态的，是从形态学上进行的描述。不同患者的情况不同，所以只能算伴随的协同脉。真正一诊定音的是在枯荣的体会上，就是对于血流的润泽和干枯的把握。

辨荣枯不仅能用于中医的遣方用药，还能指导西医治疗。中医里的增液汤、左归丸等对应枯，而过"荣"就可参照开鬼门洁净府或补气升阳等法进行治疗。齐老师是神经内科的主任医师，临床实践中，很多脑血管病的患者存在意识障碍，难以及时反馈，通过脉诊可每日诊察其体内是否缺水，及时补液，对调护病人有重要意义。

有些降血压的药物不能随便乱用，也跟这个枯荣有关系。有些高血压的产生，是由于体液不足（气血不足）导致的有效循环血量减少而保护性的收缩血管以保证心脑的重要器官的血流及氧供。这种高血压是不能乱降的，只要通过补液等方法把气血补上就能解除，如果随意用扩血管的药物只会加重病情。有些脑梗死的患者也与体液不足有关，随意运用甘露醇脱水从中医角度来说是不合理的。西医的治疗理念是意识不到这些患者之间所存在的差别的。一刀而下，有人获益有人遭殃。

再说"枯荣"在辨人生经历中的意义。有些人，生活艰难困苦，不仅皮肤枯槁，脉也是枯涩的，脉管变形，有结节，盘根错节，脉如风干过的树枝；而有家底的人，尺脉多润泽有余。这是先天与后天的统一。

枯荣在不同的体质分部上也有一定的规律。木型人或太阳之人志发于四野，气机易上逆，且为多气少血的体质，易伤津化火，尺脉多枯。阴阳平和之人无欲无求，心血充足，血管质地润泽，是中和之"荣"。

5. 案例赏析

附齐老师《辨证脉学》中医案一则，体会脉枯的意义。

李某，女，22岁。

主诉：鼻塞，头痛2年余。

现病史：鼻塞，头痛，以右侧明显，呈阵发性胀痛。平躺尤甚。曾行鼻甲切除术，半年后复发。现鼻塞，流涕，头痛。大便干，二天至四天一行。

舌象：舌边尖红，苔薄黄。

脉象：左寸脉沉、涩、凸（麻点小凸起）；左尺脉枯。左三部整体脉内曲、略细、涩（轻度）、进少退多、略敛。右寸脉浮、热；右关脉刚（桡侧）。右三部整体脉上（甚）、长、进多退少。整体脉来疾去徐、动（躁动）。

脉象分析：整体脉象"来疾去徐"、"动"（躁动）表征其属急躁个性；左寸脉"沉"、"涩"表征肝郁不舒，有生闷气的历史；左尺脉"枯"表征肾阴亏虚；左三部整体脉"内曲"、"细"、"涩"（轻度）、"进少退多"、"敛"表征做事投入较深，心细负责，并在某些事情上受到挫折；左寸脉凸（麻点小凸起）表征火热炎上，颌下淋巴结肿大；右寸脉"浮"、"热"表征火热上炎，气机下降不利，上焦火热蕴结；右关脉"刚"（桡侧）表征肩背部的肌肉疼痛痉挛；右三部整体脉"上"（注：许跃远认为的鼻部脉位阳性脉晕）、"长"、"进多退少"表征阳热充斥于上焦，颌面部炎症。综合分析，病因病机为患者性情急躁，肝郁不舒，化火上炎，气机不降。

诊断：鼻渊。

病机：肝气不舒，肝阳上亢。

治法：平肝潜阳。

处方：天麻 20g　钩藤 30g　前胡 15g　桑白皮 30g　白芍 30g　苏梗 15g　生麦芽 15g　茵陈 12g　香附 20g　黄芩 12g　夏枯草 12g　郁金 12g　玄参 20g　石斛 15g　甘草 6g

7 剂，水煎服，日 1 剂。

下面是讲课过程中大家讨论精华：

南笑子：

请问如何具体区分阴虚和津液不足？

史俍元：

阴虚是个大的概念。津液血等都属阴。我强调的是津液的差别，液的精微物质比津要浓厚些。精亏是精微物质少了，需要填精。津亏是物质被浓缩了，临床上治疗需要补水。

李京民：

师姐我有个疑问，枯荣和稀稠如何区分啊？

史俍元：

枯荣是溶剂的多少，稀稠是溶质的多少，二者有交叉性。但是主要区别首先在血流容积上的差别。总的来说，稀稠的血流容积是没有衰减的，在这个基础上可以理解为溶质的变化。而枯荣如同干了的河流，容积有变化。

王鹏：

临床上有些四十多岁的女患者，经常讲到一个症状是手胀，体会这种人的脉象时，的确可以找到多水的感觉，含水量大。

齐向华：

"左尺艰涩，子嗣难。"这样的女性不孕的多（生理情况下）。

寿小云：

手胀有气郁与水阻之分，有气阻脉络与水液留滞之分，不要笼统归于气滞。

寿小云：

太素脉清浊定贵富贫贱是不对的。贪官污吏肥肝油肠，哪个不高血脂不脉浊？劳动人民素食简餐，自然血液清畅。

史俍元：

寿老师说的这个清浊的含义是对应辨证脉学里稀稠的概念。

田康：

王氏医案中记载的脉枯：儒医顾听泉，体丰色白，平昔多痰，晨起必喘逆，饱食稍安，颇有气虚之象。季冬感冒，自服疏解未效，迓孟英诊焉。左关弦，寸滑如珠，尺细而干，舌尖甚绛。乃真阴素亏，水不涵木，风阳内炽，搏液成痰，谋虑操持，心阳太扰，肺金受烁，治节不伸。苔虽白而已干，热虽微而睛赤，忌投温燥，宜与轻清。用：元参、石斛、栀子、竹茹、旋覆、蛤壳、贝母、枇杷叶、竹叶、兰叶、莲心为剂，三啜而安。

脉象要素"曲直"漫谈

主讲人：史偱元

1. 曲直的定义

曲直是指桡动脉脉管呈现的向尺侧、桡侧偏曲或挺直。一般情况下桡动脉在肱桡肌腱与桡侧腕屈肌腱之间下行，仅覆盖皮肤筋膜，部位浅显，给人的感觉是脉管在肌腱之间正中搏动。

换成通俗的话来讲，正常的指感下的脉体与搏动都是在正常的解剖位置分布，指下的脉管在轴向分布是直的，脉搏搏动也是循直线传导。而发生曲直的脉象变异主要在于脉管体的异常形态，或者搏动传导的路径有所变化，将脉搏波传导路径串联起来不是在一条直线上。

2. 曲直的形态变化

曲直属于形态学范畴的描述。我们对曲直的认识应该很好把握。感受这种形态运用人体的图形觉即可。首先从整体上感受整个脉管、脉搏传导是不是直的。如果不是直的，在哪些部位会有哪些变异。三指同触压，多点连线就能在脑海中呈现出一个有关曲直的立体图形。

根据齐老师的经验，指下发生弯曲的形态主要有以下几种：偏于尺侧或者桡侧会出现 C 形或者反 C 形，S 形或反 S 形。同样，曲直也是用于描述中和之态的两极，脉的弯曲具有病理意义，而脉管的过于挺直失去柔和之态也是不正常的，如图 8 所示。

注：——线代表正常的脉管和脉搏波传导方向，—•—代表向桡侧偏曲，⋯线代表围绕正常轴向的不同弯曲变形，—•——线代表脉搏循向虽直，但"不入正轨"。以上形象仅作方向和趋势上的图示，实际不一定变得这么"标准"；也可以呈对称式变化；脉管的变形没有表示出来。

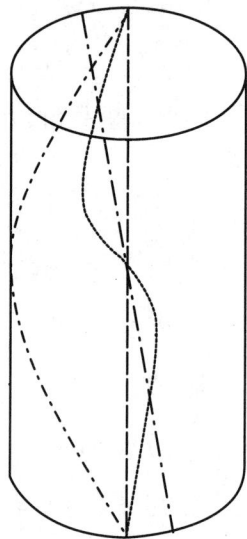

图 8　脉象要素"曲直"示意图

3. 奇经八脉中的曲直

关于脉的变形，《内经》早就有所记载，我想就最近看的一点东西补充一下。在《脉理求真》中有关于奇经八脉的论述，有阳维脉和阴维脉、阴跷脉和阳跷脉、带脉不同于常脉的描述，个人认为这些可以归类于曲直的范围。"阳维则尺内斜上至寸而浮（下批：从左尺斜上小指，至寸而浮，曰尺内），病则寒热溶溶不能自收持（下批：属阳）。阴维则尺外斜上至寸而沉（下批：从右尺斜向大指，至寸而沉，故曰尺外），病苦心痛怅然失志（下批：属阴）。阳跷（下批：主阳络）寸口左右弹浮而细绵绵（下批：两寸浮紧而细），病苦阴缓而阳急（下批：邪在阳络主表，如腰背苦痛之类）。阴跷（下批：主阴络）尺内左右弹沉而细绵绵（下批：两尺沉紧而细），病苦阳缓而阴急（下批：邪在阴络主里，如少腹痛阴疝漏下之类）。带脉中部左右弹而横滑（下批：两关滑紧），病苦腹痛腰溶溶若坐水中（下批：邪在中）。"

此段既有详尽的脉象描述，尽显曲直之姿态，还有对应的病因病机和临床症状。不仅预示身体上的痛苦，更有心理层面的辨证，值得我们反复体味。此外，脉搏的左右弹的现象也很有趣，值得我们进一步探讨。

"曲直"是临床上比较常见的脉象要素，其与不同脉象要素相结合常表征不同意义，如脉过挺直，则失去柔和之性，如动脉粥样硬化之刚直，心理孤独脉之挺直，心理压力过大之硬直，性格耿直之直，争强好胜之直等。

4. 曲直的临床意义

（1）辨寒热

《内经》有云："推而外之，内而不外，有心腹积也。推而内之，外而不内，身有热也。"脉搏波的传导路径的改变与人体的能量改变非常有关。以火热内蕴为例，每个人的发泄途径和走向是不同的。有人化火气机上逆，热或发于耳或发于头（痛）或发于咽喉，则会出现相应的脉搏波搏动路径的改变（偏左偏右或出现脉晕点），是"曲"产生的一个重要原因。

（2）辨虚实

脉管的充实与塌陷是人的气血阴阳分布的一个表现。人体能量长期的分布不均会导致脉管形态变化：能量过剩者易突起扩张，而能量微小者则逐渐瘦弱细萎。有些明显的脏腑功能衰弱或者脏器切除者会造成脉管在立体结构上的残缺，形成相对的脉管变形的指感。

（3）辨心态和人生

人们对某种事物特别挂念时，桡动脉往往向内侧腕屈肌腱靠近，这表示此人有劳心过度的表现。人生的轨迹与脉管也有重合的地方：盘根错节的，甚至脉管疙瘩不圆滑的，都代表了不顺的人生履历。

5. 复习脉象要素

今天简单地谈了下曲直，主要是还想和大家共同复习下前面的几次讲课，再简单聊聊后面的一些基础，承上启下。

前面讲过了厚薄、刚柔、上下、粗细、凸凹、左右、枯荣、寒热这几对要素。前四对要素都是与脉体有关系的，这也是我们三位学员为什么没有按照书的顺序来讲的原因——有形的，易描述，易理解。脉管是个客观可以实践的对象，也是脉诊者需要认真掌握和夯实的一个重要基础。日后的讲解，逐渐就涉及血流、脉搏波等其他要素了，这是由有形到无形，从脉体到脉势的一个上升和提高。对我们学员的自身要求也会相应提高，也越来越难讲。

所以在进入下一步之前，我很乐意和大家共同回顾基础，并为后来做些基础铺垫。

首先是左右手的脉，左右的对比有显著的临床意义。脉有形体，有结构，有分部。脉是个三维立体的有厚度的管体。有厚度就有厚薄之分，厚薄在于体会脉管内外半径的差异，脉管的弹性结构使脉壁有弹性优劣之分，因而就有刚柔之分。刚柔是张力和质地的一种体会。脉随禀赋，有生来脉管很细的，有生来很粗的，非生理则病理。粗细是宏观地从指下感觉来体会这种形态。有粗细之分就有曲直之分。桡动脉在寸口的生理解剖位置兹不赘述，曲直是对粗细的另一个角度的补充。以上是我们从不同的角度来认识脉体。再来看脉体的分部。脉有在近心端、远心端分部的偏向，就有上下之分；有在桡侧和尺侧分部的偏向，就有内外之分；有在肌表和深部分部的偏向，就有浮沉之分。还有个反映脉管的运动态势的要素——敛散，以后会讲。

前面还讲了"系统辨证脉学"最有特色的两对脉象要素：寒热和枯荣。这两对要素在脉诊历史中被埋没很久，由齐教授发掘并充分认识。寒热对应脉内温度，对判断疾病的临床意义有直接的指向作用，其不拘束于脉形的变化，通过直接掌握脉内的温度从而掌握机体寒热的实质。枯荣是体会脉内水分的改变所造成的脉内容物质地的变化。水润和干枯的指感代表体内水分多少的两种分布状态。枯荣是掌握体内阴液情况的核心技术。串联了一通，诸位有没有形成点逻辑思维？后面要讲的也是从逻辑上帮大家理清脉象要素的思路的。下面请看图9。

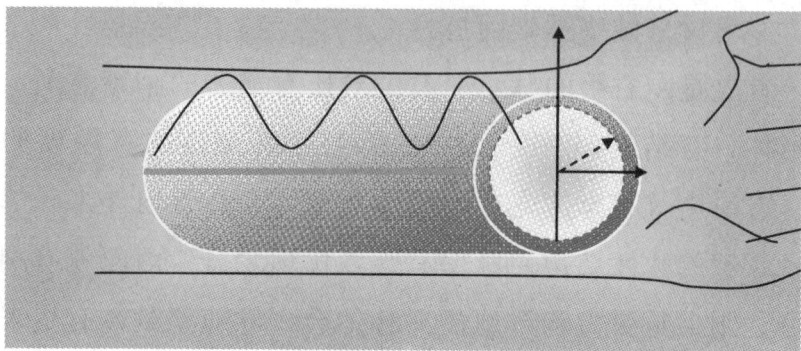

图9 脉象要素综合示意图

注：以左手为例，脉管一段波浪线代表脉搏波，管体代表血管，内部平行面代表血流。

在以上基础的学习之后，还要涉及两个重要的脉诊对象：脉搏波和血流。如果说脉体是个相对静止的实体，那后来脉搏波和血流就是难以掌握的偏无形的动态体。

一个脉搏波在一个质点上先后时间内传导构成类似正弦曲线的脉搏波。有上升支和下降支，即来去。这个正弦曲线攀爬达到的最高点和降落达到的最低点，构成高深。脉搏波在脉管的传导速度和距离都有不同，有单位时间传导距离远的，有传导距离近的，这就是长短。有传导速度快的，有速度慢的，这就是怠驶。脉搏波的节奏感有快有慢，这就是迟数。有规则的，有不规则的，这就是结代。这是关于脉搏波的几个重要的要素联系。

关于血流，依然还是一个研究不够透彻的领域，因为现在还没有能像透视一样观察里面的运动态势的技术。血流是脉管的主体，也是对脉管产生压力的主体，无论从气血或者阴阳的角度来说，脉动的局部能源主要来自于此。脉内的压力的大小就是对这种能量状态的一个反应，也就是强弱。血流在脉内的运动有自己的模式——震荡式，是进三退一的模式，这就产生了我们脉象要素之进退。血流也有自己的运动速度。我们知道血流的速度比脉搏波的传导速度要慢得多，运动快慢的差别就出现了疾缓。从血流动力学的角度来说，血流阻力、黏滞度的差别，使得指感有顺畅和艰涩之分，这就形成了滑涩。血流的质地有浓厚和稀薄之分，就有稀稠的脉象要素。

动静和清浊，从狭义来说可以指代具体的内容，从广义来说也是形而上的一个意境概括。

凸凹这对要素是可以贯穿到其他脉象要素中的，脉管可以存在凸凹，脉搏波中也能出现凸凹的晕点，有些诊断也需要在血流的层面去体会凸凹。凸凹是关于指下形态的一个描述，属于形态学的范畴。

动静从狭义上来说是可以描绘具体的动的对象和状态属性的，例如谐振波就是动的一个狭义表现。还有层难讲的就是形而上的意境的概括。清浊就更难讲啦，其内涵还不同于稀稠，需要从脉象的角度去体会。以上25对脉象要素全部概括完毕。

"稀稠"与"滑涩"脉象要素之对比

主讲人：丁晓

1. 稀稠与滑涩的定义

稀稠是指脉管内的血液浓度。脉稀是血液质地稀薄的指下感觉；脉稠是血液质地黏稠的指下感觉。主要见于整体脉象。稀稠的识别主要运用质地识别觉。

滑涩是指脉中血液流利程度的改变。滑是血液的流利度增加，涩是血液流利度的降低。可见于整体脉象、局部脉象及微观脉象。滑涩的识别主要运用精细触觉。

2. 稀稠与滑涩的表征意义

（1）稀稠表征意义

①稀主病

主虚：精血亏虚。人体阴血亏虚、肾精不足，无力化生血液，则脉稀。

主实：水饮停聚。水液浸淫，或者素体阳气不足，温化水液不利，水饮停聚，血液质地变稀薄，则脉稀。

②稠主病

主有形实邪：湿、痰、血，机体有形实邪增多，血液浓度增加，故脉稠。

主虚病：津液损伤，大汗、呕吐、腹泻、过用脱水剂导致机体津液损伤，血液浓缩，血液浓度相对增加，则脉稠。

（2）滑涩表征意义

①滑主病

主有形实邪：水饮、湿、痰、食。

主虚病：精血不足。

②涩主病

主有形实邪：气、血、湿、痰。

主虚：津亏。津亏血液浓缩，运行不畅而涩。如《医灯续焰》说："况体为阴液，多则滑利，少则枯涩，理势之必然者（枯涩）。"

稀稠、滑涩的表征含义整理如表 2 所示。

表 2　　　　稀稠、滑涩的表征含义整理

	稀	稠	滑	涩
实	水饮	湿、痰、血	水饮、湿、痰、食	气、血、湿、痰
虚	精血亏虚	津亏	精血亏虚	津亏

3. 稀稠与滑涩的物理学原理

（1）稀稠

现代研究发现，稀、稠程度与血液内有形成分的多少有关：血液有形成分和溶质增加，血液浓度增高则稠；血液有形成分和溶质减少，血液浓度降低则稀。血液黏稠度的改变，主要见于风湿免疫系统疾病、肿瘤性疾病、血液系统疾病等。

（2）滑涩

血液在流动过程中其组成成分间产生内摩擦的性质，称为液体黏性，黏性的大小用黏度表示。流体力学将流动着的液体看作许多相互平行移动的液层，各层速度不同从而形成速度梯度，这是流体的基本特征。由于速度梯度的存在，流动较慢的液层阻滞较快液层的流动。因此，液体产生运动阻力，为使液层维持一定的速度梯度运动，必须对液层施加一个与阻力相反的反向作用力。黏度是流体黏滞性的一种量度，是流体流动力对其内部摩擦现象的一种表示。黏度大则内摩擦力大，表现为液体运行流利度差，在脉象表现上则为涩；黏度小则内摩擦力小，表现为液体运行流利大，在脉象表现上则为滑。

4. 附方

（1）保和丸（《丹溪心法》）

组成：山楂六两　神曲二两　半夏、茯苓各三两　陈皮、连翘、莱菔子各一两

功效：消食和胃。

主治：食滞胃脘证。脘腹痞满胀痛，嗳腐吞酸，恶食呕逆，或大便泄泻，舌苔厚腻，脉滑。

脉象系统：沉、滑、稠、缓、短、粗、强。

分析：本方证为饮食不节，暴饮暴食，饮食积滞。包含了食积不化，停聚胃肠；气机阻滞，运化失常；痰湿壅塞，脉道不利三个病机层面。由于当今物质生活水平的提高，临床代谢综合征的患者增多。代谢综合征是一种慢性的饮食积滞，不表现急性饮食积滞的症状，患者也往往不会因此来就诊，但是通过脉象评定其进食情况却会发现患者处于饮食积滞和能量过剩的状态，其所患的躯体性疾病常与饮食因素有关。脉象要素的"沉"、"缓"表征出饮食停滞胃肠，治以山楂、神曲、莱菔子；"短"、"缓"表征出体内气机的运行受到阻碍，治以莱菔子、陈皮；"稠"、"滑"、"粗"、"强"共同表征出痰湿交阻，停聚体内，阻滞脉道，治以半夏、茯苓、莱菔子、连翘。用代表三个病机层面的脉象特征，决定临床用方时的药味加减和用量调整。保和丸这首方子，可以帮助理解稠、滑、涩。

（2）大补元煎（《景岳全书》）

组成：人参少则用一二钱，多则用一二两　山药（炒）二钱　熟地少则用二三钱，多则用二三两　杜仲二钱　当归二三钱　山茱萸一钱　枸杞二三钱　炙甘草一二钱

功效：回天赞化，救本培元。

主治：气血大坏，精神失守。

脉象系统：缓、弱、细、寒、稀、滑、薄。

分析：本方主治老年人亏衰之证。"缓"、"寒"表征了机体元阳、元气的不足；"细"、"弱"表征了阴血的亏虚；

"稀"、"滑"表征了元精的亏虚；"薄"表征后天脾胃功能的衰退。以上的脉象要素之间又可以进行不同层面的联系，表征气和阴、气和血、精和气等的不同组合层面，临床宜根据这些不同的变化进行药味和剂量配伍的调整。大补元煎这首方子可以帮助理解稀、滑。

下面是主讲人讲课过程中同道的提问，选取部分作为探讨：

史很元：

我先提一个问题，请问滑涩和稀稠的指感是怎么样的呢？

丁晓：

稠，可以想象那种熬得很稠的玉米糊糊，把手放在里面，那种稠乎乎的感觉。稀，就像手指放在清水里的那种感觉。

张华祚：

齐老师说稠的时候经常用的一个比喻是"厚泥浆样"。

丁晓：

是啊，这是稠的一种，稠的程度有不同，指下感觉就有不同。可以想象，稍微稠的玉米糊糊，经过不断的熬，逐渐变稠的过程。稀可以见于芤脉之中。但是稀的可见范围非常广，从表征意义上就可以推导出稀的可见度，尽管这种倒推方式不尽正确。大家用管子抽稠乎乎的玉米糊糊，和用管子抽清水，二者的顺畅程度就可以用来表征滑涩。滑涩是指血液内成分之间摩擦力的大小，是指血液的黏度。

宋晓宾：

稀多见于芤脉当中。

齐向华：

滑涩是血液流动中流畅程度，血液成分之间摩擦力大就涩，反之就滑。稀稠是血液质地的密集程度，血液成分之间距离大就稀，反之就稠。另外，大家还要注意这两对脉象要素有时会出现掩盖或加强的现象，如稀就会掩盖涩，贫血伴血糖高患者的"糖涩搏"就会显现不出来；稠就会加强涩，血脂高的糖尿病患者"糖涩搏"就清晰。

丁晓：

今晚我想一起和大家讨论这两对脉象要素的原因主要有以下几个：

第一，两对要素的指下鉴别很容易。但是在定义和机理的鉴别上，当年我初学的时候曾经走过一段弯路。所以，就我当年的愚钝之处与大家分享，也求指正，求批评。

第二，前几日在讨论血液的动力学原理的时候，遇到某位同道的不解，说是中医的东西不可以用西医学的理论去解释，去剖析。本人也很赞同这种说法，两种世界观和方法论不同的医学如何用一种去解释另一种呢？这条道路是走不通的。当然这个问题，困扰了中医界数百年，也不是咱们这些晚辈今天就能解决的问题。但是我想说的是，在研究机理方面，西医学有着中医学不可比拟的优势，虽然分子的相加和不能解决整体，但是我们何不借鉴一下宏观无限小、微观无限大的研究模式呢。

齐向华：

由于谐振波的频率较高，给人麻涩的感觉，就像以前坐火车刹车时的细麻的振动感。但我是要把人体感觉和实际的物理意义结合起来定义脉象要素的。"动"是一类物理振动系统，都是高频的谐波，感觉是麻涩，但是与中文"涩"的含义有一定差距。

　　王鹏：

　　涩点多而密集就产生了麻。

　　齐向华：

　　说出感觉和下一个严格的定义不是一回事，需要将物理性质、感觉、文字表达三者结合。但将具体感觉落实为具体的物理参数有待进一步研究，摸摸羊脂玉石会有油乎乎细腻感，但是手是干燥的。

　　当脉稠到一定程度并且持续一定时间之后是否能成为浊的一个方面？

　　稀稠与清浊之间并没有必然的联系，脉稀也可以浊。脉清则清澈，透析，脉浊灵光昏暗、迷糊、不透。稀稠是一种血液质地的改变，而清浊是一种对脉气的感觉，二者不可混为一谈。

开启"中医心理紊乱状态"之门

主讲人：滕晶

从今天开始我们讲临床常见的五种心理紊乱状态。以往的七情致病理论仅仅将七情过激作为一种病因，并未将其作为一种持续状态加以认识，更没有充分认识到不良的心理状态所导致的多种躯体方面的疾病。齐教授在系统查阅古代文献的基础上，结合自己多年的临床经验，在情志疾病越来越复杂多样的社会背景下提出了五种心理紊乱状态。下面我们将一一展开。

1. 心理紊乱状态的内涵

正常心理状态，就是在特定时刻或时间区间，心理信息内容保持健康的认知、思维、情绪等的相对不变。中医对于正常的心理状态，《素问·上古天真论》中给出了"恬淡虚无"、"精神内守"、"志闲而少欲"、"心安而不惧"、"高下不相慕"这样一个较高的标准，事实上现实生活中的人很难达到上述的境界，只要是积极向上、情绪稳定、思维敏捷、认知正确，中医学都认为是正常的心理状态。与正常的心理状态相反，中医心理紊乱状态就是在特定的时刻和时间区间内，保持着异于正常的心理、情绪、认知等的心理信息内容。其具备两个基本的条件，一是心理信息内容异于正常；二是这种异于正常的心理信息要持续一定的时间性。

2. 心理紊乱状态的分类及典型特点

失眠症心理紊乱状态分为五类，即"烦躁焦虑状态"、"惊悸不安状态"、"郁闷不舒状态"、"思虑过度状态"和"精神萎靡状态"五类。其各自的特点为：

（1）烦躁焦虑状态

烦躁焦虑状态是指病人心境不良，觉得事事不如意，不顺心，想发脾气，甚至焦躁不安，坐卧不宁。烦，指情绪烦闷；躁，指肢体不安。烦与躁常同时并见，因此多烦躁并称。也称"焦躁"、"焦灼"、"心烦"、"虚烦"、"急躁易怒"、"懊恼"、"心中烦闷"等。临床表现为：心理情绪烦乱不宁，坐卧不宁，或卧位反复颠倒，肢体躁扰，虽然体温不高，但往往感觉身体发热，口腔干燥而渴，脉象躁数。

（2）惊悸不安状态

"惊"，一是七情的反应之一；二是机体的状态，是对种种事物过分害怕而出现的神乱貌。"悸"，是自觉症状，表明某部位的跳动。有所触而动曰惊，无所触而动曰悸。由于心悸常常是惊恐的结果，故惊悸并称。还有"怵惕"、"恐怖"、"惊恐"、"心怵"等称谓。临床表现：心中惊悸，忐忑不安，精神慌乱，喜悲伤，心虚怕见生人，不能独处，卧起不安，脉象悸动。

（3）郁闷不舒状态

"郁"有气、积、滞等不同含义。作为一种疾病状态，有木郁、火郁、土郁、金郁、水郁等。《医学正传》对患者内有气机郁滞，外有郁闷不欢表现的状态，明确提出"郁证"的概念。还有"郁"、"郁闷"、"郁结"等称谓。临床表现：情绪低落，郁闷不舒，不善言语，忧郁寡欢；太息嗳气，肩背紧痛，腹部胀满，按之心下及胁部有抵触感；患者多性格内向，或有情志内伤，不得宣泄的历史；脉象郁滞不畅；舌象边尖黯红透紫，舌苔分布于偏侧。

（4）思虑过度状态

"思"是思考、考虑之义，表示学习过程的认知活动。思虑过度指过度地苦思冥想，凝神敛至的过程。适当的思虑思考是人类生活工作所必要的，但是一旦超过了一定的生理限度，就会对机体产生伤害导致疾病的发生。根据思虑的内容的差异，还有"神劳"、"劳心"、"忧思"、"悲思"、"操劳"、"操持"、"心有所系"等称谓。临床表现：终日不间断地苦思冥想，不能自己控制，对其他周围的事情不感兴趣，闷闷不乐，健忘；神呆行迟，纳呆腹胀。脉象结滞，舌象舌边白涎线。

（5）精神萎靡状态

精神萎靡即"少神"，又称为神气不足，是指患者的整个精神状态疲惫，表情淡漠，少言寡笑，对外界事物漠不关心，反应迟钝，目视茫茫，是轻度失神的表现。又有"神疲"、"倦怠"、"疲乏"等称谓。临床表现：心境情绪低落，精神困倦，瞑目欲眠；思维迟滞内容贫乏；自感能力不足，嗜卧少力，肢体倦怠等。脉象迟缓怠慢。

今天主要介绍了五种心理紊乱状态的大框架，在以后的讲课中我们会结合脉象一一展开讨论，请诸位同道随时关注！需要提醒大家的一点是：这五种心理紊乱状态并非简简单单的对心理状态的一个划分，而是一套完整的辨证体系，能够切实的应用到临床中去指导用药。

对"烦躁焦虑状态"脉象特征的领悟

主讲人：滕晶

上周给大家介绍了个大框架，今天我们正式结合脉象与诸位同道探讨烦躁焦虑状态。

1. 烦躁焦虑状态

烦躁焦虑状态：烦为心烦，症在胸中；躁为躁扰，症在手足。烦躁状态作为临床常见的一种病证，其患者常表现为心境的不良，觉得事事不如意，不顺心，想发脾气，甚至出现焦躁不安，坐卧不宁。

人的心理活动是随着环境、生活事件等因素不断发生着变化，其中心理状态具有相对性，它表征着一定时期的心理活动的稳固性。中医所指的心理紊乱状态就是在一定的时间区间内，保持着异于正常的认知、情绪和意志等心理信息内容。"烦躁状态"是一种心理状态的紊乱，它是指病人心境不良，自觉心中烦闷不舒、情绪不安，事事不如意，急躁易怒，甚至出现行为举止躁动不宁的一种证候。

2. 烦躁焦虑脉象特征

心理紊乱状态脉象特征的辨识程序：首先是对谐振波进行辨识，属于脉象要素"动"、"静"的范畴，运用人体手指的振动觉直接撷取脉搏信号。这也是对所有心理问题的脉象辨识普遍适应的规律。假如存在烦躁焦虑状态的谐振波，还应当辨识以下内容：①是否合并存在其他的心理紊乱状态；②烦躁焦虑状态的分类，以寻找烦躁焦虑状态的产生原因，为病人寻求病源，指导病人的心理调摄。撷取出烦躁焦虑状态的谐振波，按至脉管，辨察脉搏、脉管壁、血流等的脉象信息，寻找与疾病相关的各种信息，如病位、病机衍化、预后转归等，以便处方用药。烦躁的原因多种多样，患者的个性在烦躁的发生过程中往往扮演了很重要的角色。

通过临床发现，往往是平时缺乏耐性的人更易烦躁。有时是因为周围的环境原因，比如遇见了不喜欢的人，却又不得不虚与委蛇，有时是因为事务繁重，有时是因为外界天气炎热。烦躁有实烦、虚烦两种。虚烦的脉象要素偏于阴性的多。烦躁脉，指的多是不单有心烦的感觉，还有身体躁动的趋势。原因可内可外，本身的疾病，外界刺激都有可能。烦躁脉象是整体动、数、高、短。"动"是给人手下波动感，以双寸尤为明显。有个成语说的好叫做"心浮气躁"，左寸对应心的功能位，肺主一身之气，它的功能位则在右寸。"短"是每搏传播距离短，往往是脉搏波在达到高峰后下降支未结束，下一脉搏已启动。"数"是脉率快，一般来说，烦躁程度越严重，脉数越明显，烦躁的脉率一般在 90 次/分以上。"高"是指脉是浮于整体脉管之上的，轻取即可，敛降不深。

下面是主讲人讲课过程中同道的提问，选取部分作为探讨：

陈鑫：

烦和躁是不是可以分开来讲？烦为心烦，症在胸中；躁为躁扰，症在手足。在脉位的把握上是不是有点关系呢？

滕晶：

心烦和烦躁脉象是不同的，心烦和烦躁区别主要在来的动和热上。心烦应以动为主，而且有不同的范围和层次感。

王鹏：

躁扰波的存在是烦躁脉象的表现形式。躁扰波是一种高频、紊乱、不协调的振动波，指感麻涩。心理感受是内心的烦乱感。

丁晓：

用图形来表示，烦躁谐振波的图形特点是高尖的波，振手力度比较大，有扎手的感觉。

陈鑫：

那烦躁与郁闷的谐振波应该如何区分呢？

王鹏：

应该说肝郁和烦躁有相似之处，但感觉不会相同的。烦躁很直接，脉感直刺诊者内心，令人不知所措，很刚躁。肝郁则悠长一点，深挚一些，麻涩明显。

宋晓宾：

烦躁和思虑多属整体脉象感受方法，而肝郁多属局部脉象感受方法。如用图形表示的话，肝郁脉象多是杂乱无序低沉的波形，烦躁则属高尖无序的波形，左关上明显。

丁晓：

肝郁者病初会在左关上比较明显，时间既久，就会泛化，至于泛化的部位，就要因人而异。我的体会是，具体泛化的部位一般是机体正气比较薄弱的地方，或者是已经形成的邪气常排的道路，常见的脏器有心、肺、大肠、胃。所以临床还要看谐振波出现的部位，具体分析肝气郁结所伤的脏腑组织官窍及病理衍化，分出病机的一二三的层次，从而得出辨证的最终结果。所以在每一个病机系统之下，齐教授都会列下每一个系统的基本特点，就是教授一种方法。

滕晶：

心理脉象的背景脉在不同的病机特征下，它的组合要素要发生变化。既要抓住典型特征，又要辨析整体病机，系统辨证脉学是教会了大家一种方法。

发现隐藏在身边的"思虑过度状态"

主讲人：滕晶

上周我们讨论了烦躁焦虑状态及其脉象特征，今天我们继续进行思虑过度状态的学习。思虑过度状态是临床中最为常见的一种心理紊乱状态，脑力劳动者尤为明显。可以说，只要求上进，努力工作的人几乎都存在思虑过度状态的情况，只是程度多有不同而已。

1. 思虑过度状态内涵

思虑过度状态，是一种过度地苦思冥想、凝神敛志的思维，对自身或某事、某物的过度关注、担心与忧虑，对其他事物不同程度的缺乏兴趣，同时，也是一种心理状态，要求具备一定的时间段，在此阶段内维持此种心理。它是一种不良影响，影响身心健康，既可以作为病因导致疾病的发生，又可以是疾病病痛引起的结果，此种结果常可导致原有疾病的加重。

2. 思虑过度状态脉象特征

初期：关部管壁中形成一条明显脉脊，思虑程度的轻重对应脊的软硬。脾在志为思，所以对应的体会部位在关。中期：初期的脉脊泛化到整个关脉则表现为管壁紧、粗，整体脉偏干，进多退少。原因比较容易理解，通俗地讲，思虑过度就是用脑过度，用脑过度必然消耗能量、气血，为了保证上部的能量供应，气血必然上涌，在脉上的表现则是上焦的血容量增加，血在脉中进多退少。内曲即脉管整体向尺侧靠近，程度越重脉管靠近得越明显。思虑伤及津液，血液中起濡润作用的精微物质开始减少，脉整体开始变干。后期：脉刚、细、敛甚至变成线状脉，脉枯。气血耗伤严重，脉管不充，则周径缩小，脉势不张，到了这个程度也表示患者过于钻研，有些类似固执了，在尺、关交界处会稍粗、硬。津血同源，血不足以化津，则表现为脉枯，甚至转变成精神萎靡状态。

思虑是人类认知的心理基础。当患者处于思虑过度状态的时候，因为人的体质、个性的不同，会出现不同的情绪反应，或者持续成为一种心理状态，就会在思虑过度基础上杂和其他的情绪脉象特征或者心理状态脉象特征。假如后续的这些情绪或者心理状态足够强烈，就会冲破思虑过度状态的脉象特征，表现为相应的应激脉象特征或者脉象状态。比如，在不同的思虑过度的患者身上，我们就可以发现这种思虑过度在不同情绪之间的过渡衍化——思虑过度（半夏厚朴汤），思虑过度加烦躁焦虑（半夏厚朴汤加天麻、钩藤、牛蒡子之流），烦躁焦虑加思虑过度（天麻钩藤饮加苏叶、厚朴之流）。因思虑过度导致不同的情绪反应。当这种情绪反应持续存在，就成为某种心理紊乱状态。以肝郁为例，肝郁之所以成为状态，除了始动因素肝郁的情绪外，还有思虑作为维持因素。

思虑过度状态的脉象根据其思维内容和形式的不同，脉象又有差别。忧愁思虑则表现右侧脉象的结滞或左手起始段的涩滞难以前进；挂念则右手脉紧弦挺直；思慕惦念则表现右手脉象的敛紧。又有忧愁思虑、挂念、钟情、过度关注之不同，具体脉象特征如下。忧愁思虑脉表现为来缓去疾，右手脉搏上升支升起速度减慢而怠缓，而到达脉搏搏动最高点后难于持续一定时间，即迅速回落到基线，给诊者以心理很疲惫，做事缺乏激情的心理体验。惦念脉表现为脉内曲，对亲人的健康、子女的学习或对工作状况时刻不停的惦念牵挂、关注，则其左手脉象常表现出向尺侧腕屈肌腱弯曲贴近。过度关注脉表现为细，对所关心事物的过度关注，使相应脑区的神经细胞过度兴奋，导致其周围脑区神经细胞的兴奋性受到高度抑制，表现出对周围发生的其他事情漠不关心、心无旁骛的状态。管径变细的脉管对其周围组织的震动播散相对减少，脉管外的组织搏动减弱，给诊者以孤立"挺然指下"的感觉，是指的脉搏对周围组织的撼动减少。过度关注时间持久或程度非常严重，诊者在轻触脉搏时会感觉到一条直线纵穿于脉管壁上。钟情脉表现为敛，萦思不断，钟情迷恋，心无旁骛的要实现某种目的，在"过度关注脉"特征的基础上，出现左手脉周向扩张后停留时间过短而迅速回缩的"敛紧"特征，给诊者以贪婪的获得或占有的心理感受，多出现于两性恋爱期间。志意持定脉：志意定持是一种个性的偏执。脑中经常不自觉的出现某种思想，甚至是不现实的、虚幻的想法，而表现为强迫性思维，脉象多表现为右手关、尺脉的周向扩张幅度的减小，显示出"挺直"的特征。

下面是主讲人讲课过程中同道的提问，选取部分作为探讨：

吴慧慧：

孤立"挺然指下"的过度关注脉与志意持定脉的"直"如何区分呢？

宋晓宾：

前者清晰如线，指下分明，后者呆而无神。

张华祚：

志意持定等于固执？

滕晶：

老百姓说的钻死牛角尖，心理学上是说注意力狭窄。相思脉的占有欲重，所以敛感觉程度非常高，并且协振波相当厚密。应说是一种始终放不下，分分秒秒都在想的，所以这种脉比一般的思虑脉谐振波范围大，更密集，脉管壁的紧缩感非常强。所以说为什么体会五种状态脉时先要抓住主体特征，在此之下，要对每一种状态的脉象特征进行深化分析。

其对应的治疗方剂就不同。除此之外，大家不光要关注分类，还有程度，时间的久远，病人的耐受程度也有不同，要整体综合判断，思则气结，化火、伤阴、生痰、动风等，其主体脉随衍化病机而变。在不同的时期，处方治疗的靶点就不同了，半夏厚朴汤不是针对思虑过度的唯一方子。看思虑过度量表，大家就知道了，结聚的部位不同，症状不同，用药又要变。所以总结来说，思虑过度状态的种类不同、病机不同、病位不同、病程不同，你的处方用药不同。

张华祚：

是，后期至少就要用归脾汤之类了。

滕晶：

古代医案中记载的应用归脾汤最多。

王鹏：

我在临床上见到的思虑脉象较多，这个中医病机散见于来诊的梅核气、乳腺增生、肋软骨炎等西医疾病中，在上、在中、在下皆可为病。特别是有些所谓颈椎病都可以按中医心理脉学思虑过度来处理，简述如下。由思虑过度而导致眩晕、颈项不舒、恶心甚至呕吐，卧床不起，是临证常见的情况，经常被列为颈椎病的一型，病人很难受，因病而无法正常工作，中年女同志常见一些。这种患者病机是复杂的，其中有些人的脉象就出现思虑过度、牵挂甚至焦虑成分。阳气升发过度，敛降不及，阴阳乖戾，气血紊乱而发病。人到了这样子，当医生的也不好诘问太甚，嘱其"少操心"，往往会引起患者的共鸣，毕竟自己的病自己心中有数。孟子说：

"学问之事无他，求其放心而已。"此处的放心非指一般，乃是指外放之心，"人有鸡犬放则知求之，有外放之心而不知求之。"一摸脉，知道其心已然被牵走了，在外不归，焉能不病？治疗就用敛降之法，重镇一下，钩藤、菊花、龙骨、牡蛎、怀膝、泽泻等等之类。小小体会，请大家指点。

结合临床谈谈"惊悸
不安状态"及其脉象特征

主讲人：滕晶

接着上周的讲课我们今天继续深入，共同探讨惊悸不安状态及其脉象特征。惊悸不安状态是又一常见心理紊乱状态，属于辨证脉学中医体系里面一个独特的范畴"五态"之一。

1. 惊悸不安状态内涵

惊悸不安状态是齐教授总结出的"昼不精"五种心理紊乱状态之一，它指病人一段时间内处于惊悸不安，心中恐惧、怵惕的病理状态。这种状态既强调惊悸不安为一种病因，更认为惊悸不安是一种结果。患者因惊悸的程度不同来就诊时临床表述不同，可见如惊弓之鸟状，也可见患者紧张一惊一乍的，也可见患者时常心慌。惊悸不安状态是对种种事物过分害怕而出现的心中悸动不安的一种紊乱状态，形成病因是多见的，虽其为一种心理状态的改变，但这种状态的形成与患者的病因、个性与体质都有密切的关系。不同的情况下脉象是有区别的，惊悸不安状态是对种种事物过分害怕而出现的心中悸动不安的一种紊乱状态，这种状态的形成与患者的病因、个性与体质都有密切的关系。因此，在下面的脉象表现上，一定不要只关注惊悸脉本身这一条。

惊悸常常并称，但两者是有区别的。惊是指对种种事物过分害怕而出现的神乱貌。悸则是自觉心跳的症状。临床表现有①心理情绪：心中忐忑不安，情绪低落，喜悲伤，心虚畏人，精神不依，魂魄妄乱，不能独卧；②躯体行为：惕惕然，卧起不宁；③其他：胸腹及腰背隐痛，时时眩仆，胸闷短气等；④脉象：动脉悸动感。（摘自滕晶，齐向华"失眠症中医心理紊乱状态述谈"）

导致惊悸不安状态的原因有：①感受外界邪气，胆腑疏泄不利，魂魄不安；②劳倦内伤，真元受损，志意不定；③内伤情志，五脏精气不足，主神失常；④肝气禀赋不足，外界的惊恐感触；⑤胆气素虚，或感受外邪，或遇到惊吓，胆之决断受损；⑥病后脏腑气血亏虚，志意不定，疾病产生的痰浊、瘀血等内扰；⑦阳气虚衰，心阳不足，神明紊乱。

2. 惊悸不安状态的脉象特征

应从以下几个方面把握：特征脉、背景脉、兼见脉、个性脉、体质脉、病因脉。

（1）特征脉

惊悸状态是由各种病因所扰的心理应激反应，因此，它的脉象特征比较典型。一个字来概括——"动"，但这种"动"和系统辨证脉学书中提到的"动"相比，系统辨证脉学中的"动"有广义的"动"，有狭义的"动"，广义的"动"概括了寿氏心理脉学中的所有心理脉象，狭义的"动"在系统辨证脉学中分很多种，这里只具体讲讲惊悸状态脉的"动"，这种"动"是一种谐振波，表现的是高频高波幅。泉城广场的音乐喷泉，随着音乐上下起伏，欢呼跳跃，随着激烈的音乐响起，水柱猛然高起的表现，就似惊悸状态脉在急性应激状态下的表现。这种谐振波不像思虑谐振波那样规整，而是相对杂乱，高起高落，动荡起伏变化。

（2）背景脉

在这种状态下其整体的背景就会发生变化，前面所讲的思虑脉和烦躁脉，思虑脉表现重在迟滞，烦躁脉重在躁动上，而惊悸脉重在这个不安上，表现在其波峰到达时的不稳定、振荡感，不似其他的脉象谐振，再如何捣乱，波峰的稳定度如旧。而惊悸就会在波峰上出问题，在此振荡像荡秋千一样不稳。此时脉搏波整体体现为来疾去疾，起搏点很急，到达高峰的时间很短。脉搏波是驻波，脉搏波更明显，血流波的动荡感差些，就像华山的险，直上直下，如图10所示。

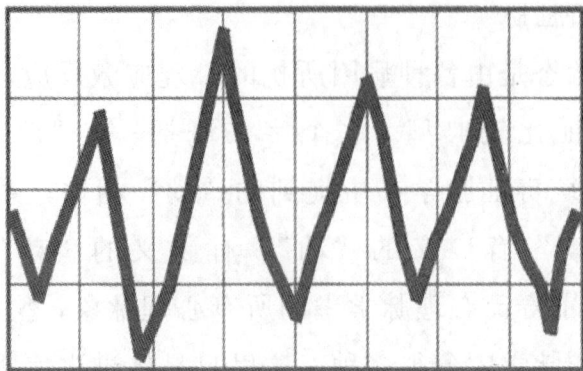

图 10　惊悸脉搏波示意图

　　所以惊悸的波峰尖，因其停留时间短，脉管更加不稳振荡，来疾去疾。寿小云老师将这种脉象描述为"脉搏高峰动滑如豆，很快从指下掠过，期间缺少平稳的过渡感，几乎脉搏一出现就以高峰形式匆匆掠过而消失，指下感觉犹如一个很小的豆状往上顶一下就躲闪过去了。"《蠢子医》上记载"往来如鼠窜"，老鼠过街人人喊打，所以慌里慌张的。来疾去疾，脉搏的上升支和下降支的陡度变大和幅度变小，且在脉搏波达到最高端后持续的时间缩短，迅疾下降。脉来动摇，脉搏波传导过程中所伴有的谐振波呈现多频率多振幅性，导致脉象杂乱而出现"动"；"摇"为桡动脉横向搏动时的扩张和收缩的急促和不稳。本身起搏点就是变动的，惊悸患者的起搏点变动的更快不稳，而且强，但不稳感高峰最明显。脉搏波是多维的，其在纵向、轴向、径向变化都是一致的。脉搏起始段乍缓乍疾，此脉脉搏起始处不均一感，时而急缓时而急数。血流不均，对脉管冲击力时强时弱。在应激状态下，表现脉搏波"驶"的要素特征，此为气血激荡，脉搏传导速度加快。血流表现"疾"的特点，为心脏搏动有力，排血量增加，血液运行疾速，进多退少，似于一种潮汐，浪层层拍打岸边。

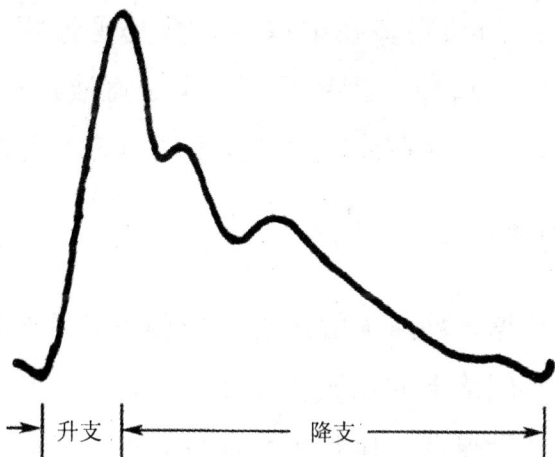

图 11　脉搏波升降支图（摘自《金氏脉学》）

　　进退是一种势能变化，脉率"快"，是其应激状态下启动血管紧张素系统。脉率"数"，脉搏波前行距离"短"，变化迅速，脉势上表现出动荡感和发散感。脉体如果在急性应激状态下相对"刚"，传统脉学中称之为"紧"，此是患者心理处于高度负荷状态，时时备战，所以血管就备战了，表现出一种绷急的状态，用脉象要素来说是"刚"、"敛"，尤其是对胆小之人更明显，这是其个性基础。应激状态下，动、数、来疾去疾，进多退少，疾、驶、可出现刚或带敛，重在"动"的要素，这种要素重在波峰和来去的变换上。

升支　　降支

· 93 ·

（3）脉象上的特点

脉象上的特点主要有动、数、疾。动是指脉中如有小耗子窜动，表现为谐振波多频率不同振幅，脉象有些杂乱。这个动跟烦躁状态的动还是有区别的，烦躁的动多在浮取位，惊悸不安状态的动则多在中取位。数是受惊吓后，心无所定，机体的应激增加，脉率增快。疾是血液运行速度增快。尺部动明显，然后脉在前进的过程中方向感不是太明确。

3. 如何审脉

血管内外壁传导速度的区别是内侧快表示个性，外侧快是所感。早年间落下的毛病往往在右尺部。应从以下这些地方观察体会：谐振波、血管传导速度、收扩加速度变化、血流速度，震荡、血管壁与周围组织关系。应激是交感兴奋，各种应激有共性之处，烦躁是刺手，惊悸不安状态的"动"的特点在于不稳，也就是"哆嗦"，惊悸就是哆嗦的感觉居多，没有主线，所以感受的部位重在脉波高峰。应激状态下，敛、细也很常见，就是有主线，有指向，在对周围组织的撼动性上，烦躁的撼动性大，蕴含力量强。

下面是主讲人讲课过程中同道的提问，选取部分作为探讨：

史伭元：

只是在脉搏波的顶峰动荡吗？在脉搏波起点有没有动荡不稳？

滕晶：

有起搏点动跃感，讲的是应激状态下。

史俍元：

我就是在这里容易和烦躁混淆。

滕晶：

本身起搏点就是变动的，惊悸患者的起搏点变动的更快不稳，而且强，但不稳感高峰最明显。请齐教授再具体说说应激状态下的惊悸和无故惊悸的区别。

齐向华：

应激状态下的惊悸是交感兴奋，各种应激有共性之处，无故惊悸的就是哆嗦的感觉，无故的是乱哆嗦，没有主线的。烦躁是刺手，惊悸是哆嗦。

丁晓：

应激状态下，敛、细也挺常见的。

齐向华：

那就是主线，有指向。

我所体会的肝郁脉象

主讲人：王鹏

随着社会节奏的不断加快，人们所面临的社会及生活压力越来越大，越来越多的人由于长期的心理压力无法得到有效的宣泄和缓解，在长期心理刺激下形成了郁闷不舒的心理状态，在脉象上也就形成了具有特征性的脉象——肝郁脉。

首先从笔者的临床诊疗经历讲起。那天接诊两个老太太，其中一个带着十四岁的孙子。老太看完病，招呼孙子近前看脉，因为老太太嫌他瘦，以此作为看脉理由。小孩很不愿意，认为这不是什么毛病，但慑于家长的压力，很不情愿的伸腕。结果摸到的首先是满指的肝郁脉典型特征——郁滞波，具体说是谐振波杂乱引起的振指感或说麻指感，这是由于脉动的高频振荡波引起的复合感觉。不要小看了人的心搏，其动能并不小。情志不和，气机逆乱，脉气首先振动不安，搭手即是，先于脉管本体疾患表露出来。并且随着淤滞程度不同，振动波的强度各异。轻者振指，或说"扎手"，重了会产生麻酥酥的指感。

肝郁脉象隶属七情内伤脉象，心理脉象范畴，在"系统辨证脉学"体系中应归于"动静"的脉象要素。

个人对肝郁脉的体会是首先患者会有典型的肝郁谐振波，诊者心中也会有窒闷感，但随着时间的久远这种谐振波会逐渐变淡甚至被其他的脉象要素信息所掩盖；其次患者的脉象左关来疾去缓，左寸沉涩，左寸下会有一种滞涩、沉甸甸的感觉，往往会伴有脉搏波上升支的淤滞不畅。根据郁闷时间的长短又有具体更细的划分：若是近期（1 个月内）生闷气，会有左关高、动，左寸的沉涩位置表浅甚至有上的感觉；距离生气的时间越短，这样的感觉越明显；到了生闷气 3～6 个月，左寸的沉涩位置越往深走，至于 1 年以后甚至要重取了。临床上往往跟思虑状态脉象分不开，但是情绪上的生闷气或者是心理上的郁闷跟心功能的衰弱在体会位置上往往会有重叠。

下面是主讲人讲课过程中同道的提问，选取部分作为探讨：

梦想天空：

什么是谐振波？时间久了，谐振波是否会减弱，甚至弱到没有？只要郁闷状态未缓解，谐振波就会存在或者泛化？

滕晶：

谐振波就是脉搏的搏动带来的对周围组织的震动。例如石子投入平静的湖面，从中心投入点往外扩散，个人认为应该是对谐振波比较形象的描述。时间久了，那要看病机性质，个人承受能力，如果留下伤害，脉关部会有痕迹。时间既久，都会在人体的心理记忆库中产生印记，但随着时间的久远会变得不明显或者次要，被别的病机掩盖。

开心1987：

为什么诊到肝郁脉时诊者心中会有窒闷感？

王鹏：

脉诊分为高低两种层次，低层次的脉诊是对患者的脉象信息采集后进行分析判断、逻辑推理，高层次的脉诊是直接对脉象信息的感应，即我们平常所说的"共鸣"，高层次的脉诊专家可以与患者进行真正意义上心灵的沟通。

开心1987：

肝郁脉时为什么会伴有左寸的沉涩？

王鹏：

关部的脉冲劲很足，但是被压制，所以到寸反而上不去，但如果是郁怒的话，就会伴有寸甚至寸上有来疾去疾的感觉，就好像怒发冲冠一样。

天空彩云儿：

"情绪上的生闷气或者是心理上的郁闷跟心功能的衰弱在体会位置上往往会有重叠"怎么讲？

柳洪胜：

应该说还是有分别的。《难经》中对脉的功能位划分：左寸主心，正好对应的是郁闷脉象寸的沉涩，虽说靠脉的起始段能加以区分，但舍去这个部位，在寸的部位往往需要心理脉象及微观脉象作为指导加以区分。

开心1987：

为什么我所体验的肝郁脉往往是上升支的淤滞不畅，来缓去疾或者去缓？

柳洪胜：

生气之后整体脉涩，必然带来脉的搏动不是那么流畅，至于来缓应该是肝郁气滞所导致的脉来时缓涩不畅，而去疾应该是急于发泄的一种表现。

谈谈精神压力脉象

主讲人：王鹏

当今社会竞争激烈，每人或多或少都有点压力，升学压力，职场压力，生活压力等。我经常给学生摸脉，小学生看聪明度，中学生看用心程度和他受到的学业压力。

有一次，一位母亲陪十八岁儿子来看痤疮，开完方后闲聊，我说孩子学习很用心，母亲眼中有种异样。复诊时孩子因参加辅导没跟来，这位母亲主动谈起孩子的学习，说医生你说孩子学习努力，我告诉你实情，那年中考他没考好，我托人让他上了学，高一考试全班倒数第一，我没放弃，孩子也没放弃，经过努力名次到了三十多名，老师表扬了他。现在高二上学期已经到了全班十几名，老师开家长会都认为这样就可以了，不好提前了。这不暑假期末考试全班第四，谁也没想到。所以你说他努力了，我相信。这样，通过孩子母亲的讲述印证了脉象信息。

还有一次，一个老太太来找我就诊，她儿子来接她回去，也要求诊脉看健康情况。此人已过而立之年，早年步入社会，生意场上风生水起。脉来沉重、刚、紧。明显可以提取到精神压力脉象的特征。脉象是机体的一部分，自然会与机体及其状态相对应。忙碌和压力大不是一回事。有些事务性工作，忙，但不走心，过后很快淡忘了。这种脉象没太多的痕迹感。压力大则不同，整个脉来沉甸甸的，你会发觉指下的脉象反映出的这个人，思绪凝重，是个不轻易放过自己的人。这是精神压力脉象的特征，可以表述为"刚"的要素，是心理张力高的原因。

关于精神压力大的脉象特征，去年去山东大学搞活动的时候，经常摸到这种脉象。在脉管壁的上方飘着一层谐振波，很厚的一层，频率很大，振幅很小，有类似阴雨云雾之感。脉刚、敛，并且给诊者的感觉是具有非常强烈的压迫性，没有生机感，这是还未厌烦工作，在继续拼搏中的压力大的脉象表现，但是这种没有生机感的脉象还与人的性格有关，这种脉象跟已经思虑到一定程度的脉象有很多相像之处，当继续被压迫到极致之后，这种"没有生机感"会比较明显，而且当精神压力极大伴有特别地关注的时候，脉管上往往会有一条脊，这是绷紧的平滑肌纤维。

下面是主讲人讲课过程中同道的提问，选取部分作为探讨：

理想：

谐振波应该如何感受？

吴慧慧：

轻触脉管，感受指下的振动，再细细体会振动的频率和振幅。

理想：

《辨证脉学》七情脉象系统中很多都有谐振波的体会，但应如何区分呢？

吴慧慧：

在书中的体会还是一种诊者的心理体会，并没有给出各种谐振波的物理参数。在人的手指感觉出物理参数之前，还是要靠自己的体会。自我感觉谐振波要求层次更高深，得从典型病人入手，这样才能更快建立起这种感觉。手指下的感觉得更精细，分辨出哪些是管壁震动，哪些是谐振波，这就需要自己不断的体会了。

医海小鱼儿：

是否脉象中显示刚、敛就可以认定患者是精神压力脉？

丁晓：

精神压力的脉象不是仅仅对应于刚的要素，这是一个系统，是要联系看的，不能看到刚就讲压力大，刚只是一个方面，还有谐振波，临床需要诸要素搭配进行综合分析。

心理脉象在诊脉中的重要性

主讲人：王鹏

寸口脉可以反映人的心理状态。寿小云教授曾经提到过，情绪的外周效应通过两种渠道影响寸口脉象的频率特征，一种是大脑皮质下中枢边缘系统，一种是情绪的脏腑效应。如肝郁时肝脏血流郁滞，血流量降低；严重肝郁时寸口脉各部分都可以感到酸麻不适的振动谐波成分。另外通过心理脉象可以辨析持续的心理影响以及即刻的心理情绪。那么，心理脉象的研究有何意义呢？如何具体指导临床呢？

在临床诊疗过程中，研究心理脉学的专家往往会指出患者存在的心理问题，结合心理脉象做出诊疗。这里有关于心理脉象在临床中应用半夏厚朴汤及天麻钩藤饮治疗思虑过度的例子。在不同的思虑过度的患者身上，可以发现这种思虑过度在不同情绪之间的过渡衍化。思虑过度——半夏厚朴汤；思虑过度加烦躁焦虑——半夏厚朴汤加天麻、钩藤、牛蒡子之流；烦躁焦虑加思虑过度——天麻钩藤饮加苏叶、厚朴之流。

理论上讲，思虑过度是左关最先出现，或者最明显。当然这只是其中一种情况，不同的心理反应在不同的位置，如肝郁脉明显的位置在左关。生气呢，明显的部位在关后，即关与尺脉之间。心里不痛快在左寸。另外医者与患者之间通过传导路线，也会获得一定的心理刺激，即所谓的诊脉耗神，而且医者也会获得不良的心理刺激。

在门诊上，经常听到有专家剖析患者的性格，那么，治疗某种性格，会有特殊的药物吗？"系统辨证脉学"中，对半夏厚朴汤的介绍特别好。从心理学角度分析，打破了传统的仅仅用于治疗梅核气的局限，是治疗情志疾病的佳方。药物和方剂，可以参见《失眠症的中医诊疗》，里面有详细的记载和论述。

书中还讲到说，同一种心理状态，尺脉和寸脉的脉象反应有所不同。给大家分享几种心理脉象。恐惧脉，右尺弦直紧张细颤，内侧局部组织松软虚空；惊悸脉，左寸明显，脉形如豆，脉搏高峰往上顶一下就惊慌而过；愤怒脉，左关随愤怒的情绪形成馒头状隆起，有人将之形容为气蛤蟆；伤痕脉，左寸中央很短、很细的线状凹陷，有一种说法——心痛刃。

举一个临床上应用心理脉象的例子。一个女同志是来看黄褐斑的，44岁，脑门上有两块黑斑，一年来扩张地很快。皮肤科说看不了，让病人去慢病站。这个女同志挺聪明，出了门一琢磨，这个病中医该有法子吧，于是来中医门诊就诊。该同志人挺瘦小的，脉象挺直且右关有一个小结块，传统是弦脉，"系统辨证脉学"中的脉象要素是刚，起脊，就是脉有脊梁。有一种无依无靠，很孤立的感觉，和周围组织融合得较差，那种独立感让人印象很深，孤独，不信任。这个脉老百姓形容为"隔路"。瘦削舌，赤红，还有齿痕。一询问果不其然，夫妻关系不和谐，结婚两年就离婚，现在和女儿生活在一起，月经量少，但周期正常，耳鸣，查了多家医院，没有明确结论。于是告知病人，什么时候睡眠好了，耳鸣也就好了，并要学会信任别人。处方：滋水清肝饮。木不达，肝阴不足，虚热上炎，治以滋阴养血，清热疏肝。肝血明显不足，黑乃火象。月经量少，也是证据之一。

情志病所致气机的变化及脉象体现

主讲人：陈鑫

《素问·举痛论》所说："怒则气上，喜则气缓，悲则气消，恐则气下……惊则气乱，思则气结。"很经典的一段，这是几种情志变化导致的气机变化，那什么是情志病呢？

情志病是指因七情而致的脏腑阴阳气血失调的一种疾病，包括癫狂、百合病、脏躁、郁证、不寐等。如不及时诊治，常可罹患其他疾病。中医学认为情志病是情志刺激即七情内伤而成。如遭受过于强烈的精神刺激或持久的不良因素超过了人体的调节范围，就会造成气机逆乱，气血失调，发为疾病。痰、瘀、郁是脏腑内伤而造成的病理结果。所以平衡气之升降出入，调畅气机是治疗情志病的主要治则，而脉象是气机体现的一个重要部分。关于七情变化导致的气机变化体现的脉象要素大家可以看《辨证脉学》的七情内伤辨证系统，在这里我列举几个方剂来谈谈我的粗浅认识。

首先从半夏厚朴汤谈起，半夏厚朴汤是治疗情志疾病尤其是思虑过度等最常用的方剂。其具体组成为半夏一升，厚朴三两，茯苓四两，生姜五两，苏叶二两。功效行气散结，降逆化痰。主治梅核气。咽中如有物阻，咯吐不出，吞咽不下，胸膈满闷，或咳或呕，舌苔白润或白滑，脉弦缓或弦滑。系统辨证脉象系统：动、来缓去疾、脉内曲、细、敛、直。本方出自《金匮要略》，原书记载是"妇人咽中如有炙脔，半夏厚朴汤主之。"后人根据该方的主治症状，多认为病机是情志不遂，肝气郁结，肺胃失于宣降，津液不布，聚而为痰，痰气相搏，结于咽喉。笔者认为以上的解释并不妥当，肝气郁结的主治方剂是以入肝经为主的柴胡系列方剂，而本方的君药是半夏、厚朴，主要入脾经，都不是入肝经治疗肝经病变的主药，都不具有疏肝理气的作用。半夏厚朴汤主治的病因病机是思虑过度，气机结滞。从心理学认识半夏厚朴汤的话，主要有三个层面：一是多思，思想和精力都突出集中在了某种兴奋点上，脉象特征表现出思虑特征的谐振波增多的"动"；二是心理思维关注面的狭窄，兴奋点之外的事情全面抑制，脉象表现出来脉"内曲"、"细"、"直"的特征；三是大脑思虑过度，精力出现不足，脉象表现"来缓去疾"的特征。

第二个常用的方子为镇肝熄风汤，针对的气机变化主要是"怒则气上"。其具体组成包括怀牛膝一两，生赭石一两，轧细，生龙骨五钱，捣碎，生牡蛎五钱，捣碎，生龟板五钱，捣碎，生杭芍五钱，玄参五钱，天冬五钱，川楝子二钱，捣碎，生麦芽二钱，茵陈二钱，甘草钱半。功效镇肝熄风，滋阴潜阳。主治类中风。头目眩晕，目胀耳鸣，脑部热痛，面色如醉，心中烦热，或时常噫气，或肢体渐觉不利，口眼渐形㖞斜；甚或眩晕颠仆，昏不知人，移时始醒，或醒后不能复原，脉弦长有力。脉象系统：粗、细、热、凉、强、弱、动、上、疾、进多退少、滑、枯，以上脉象要素主要以左手脉为主，右手脉为辅。教科书上说张锡纯为治疗内中风而创立此方，但是笔者的临床体会是，只要是符合肝肾不足，风阳内动病机的一切病证应用此方俱效果较佳，如头痛、眩晕、失眠、肩背疼痛、头面部湿疹和带状疱疹，甚至风心病心衰、冠心病、支气管哮喘等。由于本方所适应的病机为"上实下虚"之证，所以除去上述以"上实"为突出表现的病证外，笔者还曾应用于以"下虚"为突出表现的病证，如亚急性联合变性、慢性感染性多发性神经根炎、多发性硬化等特别表现下肢痿软无力者。脉象要素的"上"、"进多退少"表征了整体病机的气机运动升降平衡。寸部脉的"粗"、"热"、"动"表征了风阳动越的升多降少，左寸为主者系心火、肝火亢盛窜动；右寸为主者系肺热、胃气的上逆。寸部脉的"强"、"粗"、"滑"表征了瘀血和痰浊壅塞上焦部位。尺脉的"细"、"凉"、"弱"表征了下焦功能的不足，其中"细"且"枯"者为阴虚摄纳不利。"细"、"凉"、"弱"者为阳虚温煦不足。整体脉象的"疾"、"动"表征了阳热相对偏亢，火热激荡气血窜动。方中怀牛膝性善下行，用以引血下行；代赭石镇肝降逆，合牛膝以逆转气血逆上的整体紊乱状态。龙骨、牡蛎、龟板、白芍益阴潜阳，镇肝熄风；玄参、天冬下走肾经，滋阴清热，合龟板、白芍滋水以涵木，滋阴以柔肝；调理气机不可直升直降，必须斡旋而为之，故又以茵陈、川楝子、生麦芽梳理条达气机，以遂其性。诸药合用后的配伍功效与脉象所表征出的病机及病机侧面正相吻合。

下面分享一个门诊病例：

王某，女，62岁，2010年11月11日初诊。

主诉：头晕13天。

现病史：13天前无诱因行走时突然出现头晕，欲向右侧仆倒，无恶心呕吐，双腿酸软，休息后可缓解。之前就诊中医，应用补气活血药，导致胸闷愈发严重，患者出现口疮，烦躁。血液生化检查血脂略高，颅脑CT检查无异常。现仍头晕，无头痛，头昏沉，阵发性。行走不稳，欲向右偏，头晕与体位改变无关。记忆力下降，胸闷，气短，颈部紧痛，揉之可缓解。烦躁，脾气急，好生闷气。入睡困难，眠浅易醒，醒后难再睡，二便调。

既往史：无特殊病史可载。

舌象：舌瘀红，苔薄。

脉象：局部脉象：左寸脉浮、热；左关脉浮、凸；左尺脉枯。左三部整体脉细、动、敛。右寸脉浮、粗、热；右关脉刚、凸；右尺脉细、枯、动、稍敛。右三部整体脉内曲、直。整体脉象：上、厚、稠、长、进多退少、来缓去疾、略数。

脉象分析：整体脉象"厚"、"长"、"来缓去疾"、"数"表示体质禀赋阳热之体，脾胃功能较强，食量大（注："察色按脉，先别阴阳。"该患者的整体脉象特征，决定了该患者适合药性寒凉之品，非补益温暖之品所宜。之前医生的错误就在于此！）；"上"、"进多退少"表示性情急躁；"稠"表示营养丰富，机体利用不及化生痰浊；双寸脉"浮"、"热"表示风阳动越，热邪上冲，窜扰清窍；右寸脉"粗"为气机降下不及；左关脉"浮"、"凸（浅层位的圆包样凸）"为郁怒结滞不散，当为西医疾病的胃肠胀气；左尺脉"枯"表示肾阴不足；右关脉"刚"表示背部肌肉紧张疼痛；右尺脉"细"、"枯"、"动"、"敛"表示人际关系较差，缺乏心理支持，心理孤独，又渴望被关爱，并为此而烦躁；左三部整体脉"细"、"敛"表示过分关注自己；"动（躁动）"表示心理压力下产生烦躁；右三部整体脉"内曲"、"直"表示自我保护意识重，自我为中心；左、右关脉麻点样"凸"为气滞血瘀痰凝的乳腺结节。综合体现出自我保护心理严重，过度关注自己健康产生心理压力、肝气郁结、性情急躁等心理层面因素，和火热之体、痰热内生的躯体层面因素产生出风阳内动、上扰清窍的显性病机和痰瘀互结停聚的隐性病机。

诊断：眩晕。

病机：情志过极，思虑过度，肝气郁结，风阳内动。

治法：潜阳平肝。

处方：苏叶15g　厚朴15g　半夏9g　白芍30g　当归15g　苏梗20g　前胡15g　柴胡12g　枳壳15g　杷叶12g　黄芩15g　丹皮20g　天花粉12g　钩藤30g　生地30g　降香12g

下面是主讲人讲课过程中同道的提问，选取部分作为探讨：

王鹏：

今天刚刚用过这个方，只是会用而已。这个病人时时清嗓，老觉得有痰。偶尔出来点痰也是很韧的痰块，但咳痰后感觉很舒服。镇肝熄风汤，这是名方啊，这个方不亚于古方。其中原因是能够紧扣中医病机，深刻理解阴阳和合的理念。不懂阴阳的，可以从此方悟入。我体会，这个方，有针对性，不是所有人都能够出现典型的阴虚阳亢的情况，与人的体质有关系。病例的脉象描写很细，学习了。理法方药，行云流水。

戊己堂—乾辅：

恩，不错。方子也很好。

对《辨证脉学》中关于
"情志病诊断"的理解

主讲人：丁铌

今天同大家一起学习一下齐老师的脉学作品《辨证脉学——从"指下难明"到"脉证相应"》，齐教授以一个惊悸不安的医案为切入点，向我们讲述了他对情志病诊断的一些独到见解。齐教授认为情志病的诊断分为三个层次：一是始动原因，二是个性原因，三是所存在的心理紊乱状态。其中始动原因是诱发因素，个性特点决定心理变化的方向。对待同样的事件，不同个性的人会出现不同的应对心理，应对心理维持一定的时间就形成了"心理紊乱状态"。

我学习的是神经内科方向，情志病在我们科里甚是常见，齐老师对此也有很多独到的见解，我作为一个初学者，学海撷贝，谈一下个人的体会和理解。

一般认为，情志疾病患者的思维、心理和语言描述等异于正常人，目前对情志病的治疗上，或多或少地形成了唯"疏肝解郁"独尊的路子，这同时也制约了情志病研究的发展。跟师以来，随着对脉象学习的深入，我发现中医的心理脉象诊断可以真正窥探患者心理的症结，对其发病的始动原因、个性原因、所处状态等都能够客观地进行判定。齐教授经过多年的临床研究，提出五种心理紊乱状态，以思虑过度状态为例，在思虑过度状态下，患者在心理及思想认识上存在某种持定状态。该持定状态是指患者注意力及思维关注面狭窄，将自己的思想持定在与自己身心相关联的某些事物上，如总是怀疑自己得了某些疾病，或自己身体的某个部位长了肿瘤，或睡眠认知障碍，并且会出现与其怀疑的疾病相关的症状和体征，但在体格检查、实验室检查及其他检查中，均无阳性结果出现。治疗当以半夏厚朴汤为主，齐教授对于半夏厚朴汤研究尤为深入，认为半夏厚朴汤主治的病因病机是思虑过度，气机结滞，对思虑过程能够起到干预作用。本方出自《金匮要略》，原文"妇人咽中如有炙脔，半夏厚朴汤主之"。齐教授认为患者咽喉部的异物感与身体任何其他部位的异物感意义相同，患者的主观感受没有任何意义，"无故多思"才是真正的病机。一切躯体的、有形的病理表现都是这个病机的演化结果，治疗措施应该以这种心理紊乱状态为中心展开，我们在跟随老师坐诊的过程中，发现老师一般较少地关注患者所描述的千奇万变的症状表现，而是首先通过脉象评定，继而注重患者的内心症结。

半夏厚朴汤的脉证从心理学上认识有三个层面：一是多思，思想和精力都突出集中在了某种兴奋点上，脉象特征表现出思虑特征的谐振波增多的"动"；二是心理思维关注面狭窄，兴奋点之外的事情全面抑制，表现为脉"内曲"、"细"、"直"的特征；三是大脑思虑过度，精力出现不足，脉象表现"来缓去疾"的特征。

最后跟大家分享下心理脉象的诊察方法。具有显著特征的心理脉象通常在较浅部位获取，更多的是附着在桡动脉血管壁上及其周围，因此，如果用力按压桡动脉，脉搏特征就会消失。心理脉象特征分为脉形和脉势，传统脉象对心理的描述注重的是脉形、脉位，但这些往往是心理变化导致的间接脉象特征，其直接的脉象特征体现在脉势上。所谓脉势是脉搏在进退、收扩运动的动态之中所透射出的运动趋势和桡动脉搏动谐振波的频率和幅度，其成分具有复杂性。通过不同脉势的表达，可以直接在诊者的心中映射出被测试者的心理状态。

下面是主讲人讲课过程中同道的提问，选取部分作为探讨：

崔晓敏：

患者咽喉部的异物感与身体任何其他部位的异物感意义相同，这个我从前从来没想到过呢，很受启发！

丁晓：

就像一些人总是感觉有病。

崔晓敏：

透过现象看本质，患者往往纠结于症状，咱们则要看真正的病因。

丁铌：

我印象比较深刻的是有位女病人跟我们描述她的心跳规律，早晨怎样，中午怎样，当时滕老师就说了一句"正常人怎么会这么关注自己的心跳呢"，这就是"无故多思"。

　　王鹏：

　　临床上关心自己状况的人很多，给你叙述各种奇奇怪怪的症状。

　　齐向华：

　　思虑是个过程，情绪是心理反应，是结果。

我对心理脉象中"悲伤"的理解

主讲人：任汉书

最近在读《辨证脉学》过程中，对其中涉及的悲伤脉象很感兴趣，又参看了古今其他书籍，根据自己的学习体会，跟大家分享下我对"悲伤"心理脉象的理解。

1. "悲伤"脉象的含义

悲伤的心理脉象是因为外界或者自身的原因导致超越了心理承受能力而导致的近期心理伤心或者远期的心理压抑脉象，在症状上多表现为心情低落，部分见敏感，多有气滞，下肢凉痛等表现，易形成比较明显的上热下寒证，调理的关键可能在脾胃。

2. 意义

古人论述的悲伤脉的"短"具有两方面意义：一是悲哀呼号，呼吸之气短促，体内的气机应之，推动血液运行不利，故每搏所传导的距离缩短；二是慢性悲伤，志意消沉，气机运行下趋，导致三部脉位整体向近心端移动，寸脉的脉体相对缩短。脉促是由于呼吸之气短促，血液运行激荡，出现脉搏传导距离缩短，且有起伏较大、勃勃而动之象，我觉得最大的意义在于通过心理把握一个人的气机走向并且通过脉象把握气血变化的源头，溯本求源，从而达到治愈疾病、救护患者的目的。

3."悲伤"脉象指下感觉

《辨证脉学》上认为悲伤脉象的局部脉象要素是涩，涩是一种局部脉势的涩，见于急性悲伤过度，或处在慢性易于悲伤的状态中。大多数人在右寸脉，少数在左寸脉出现涩滞感，给诊者以悲痛欲哭的心理感受。

整体脉象要素有：

数：突然地悲伤过度，处于心理应激时，心率和脉率加快。

高：悲哀哭号，气血激荡，则脉搏的起伏高度变大。

驶：哭号不止，心情激动，脉搏径向传导速度加快。

怠：慢性悲伤，气血不足，心气受伤，脉搏传导速度减慢。

短：悲伤气急，血管壁脉搏径向传导缩短，扩张不利。

下：慢性悲伤状态时，"悲则气消"，脉象呈现三部脉整体向近心端移位，故脉"下"。

个人指下感觉，主要在右寸上，沉伏不起，弱，少见细感；感觉一层隔膜感，右尺上弦，左关上多有肝郁的脉象表现。有些特殊的患者可以见到脉道里咕噜的感觉，心情多有压抑的改变。

4. 指导临床用药及预防疾病

通过脉象查找到病因就可以对症下药，而不是听患者在那说自己什么多梦、四肢凉等表象。另外，通过"悲伤"脉，我们可以预见某些疾病，比如短期可能出现倦怠乏力，食欲不振，或者头晕，头疼，时间久了多会导致性情的改变，形成抑郁，终致阳虚。对此，我们可以提前采取一定防治措施，给予预防。

5. "悲伤"脉象所针对的治则治法

多从肝脾肾求治。益阳气，散肝结，兼健脾。心病还须心药医，药物只能纠正引导，根本还在个人。

6. 具体方剂

妇人咽中如有炙脔，半夏厚朴汤主之；妇人脏躁，喜悲伤欲哭，甘麦大枣汤主之；逍遥散等亦有此功。

对于这类病号，我以前遇到几例女性患者，脉象整体弦滑，局部脉象右寸沉，弱。因腰膝发凉而求诊，询问后，自述曾有个人原因的悲伤史，时间可达年余，笔者用逍遥散加半夏厚朴汤小剂量，效尚可。

下面是主讲人讲课过程中同道的提问，选取部分作为探讨：

辨证脉学

BIANZHENG MAIXUE GONGFU SHALONG

功夫沙龙

(一)

王鹏：

"通过脉象把握气血变化的源头，溯本求源，从而达到治愈疾病"——说的好。

体质和个性的跟师感悟

主讲人：宋晓宾

体质辨证与个性辨证是我的导师齐向华教授思想体系中的一部分。我在跟门诊及病房过程中对其产生了浓厚兴趣，因为其能准确指导辨证及确定治法治则及处方用药方向。中医是一门临床医学，一门实践医学，只要对临床有用，就是值得借鉴和学习的。

体质分为很多类，今天我所讲的主要是五形体质和五形个性。

1. 几个关键词

即体质、五形人、个性、五态人、脉象背景。

（1）体质

体质是机体脏腑、组织、气血、阴阳等的盈亏偏颇和运动态势趋向的素质特征。

（2）五行人

五形人——木形人、火形人、土形人、金形人、水形人。

《灵枢·阴阳二十五人》中有言："木形之人……其为人苍色，小头，长面，大肩背，直身，小手足，好有才，劳心，少力，多忧劳于事。"这种人对于时令的适应，大多能耐于春夏，不能耐于秋冬，感受秋冬寒冷之气的侵袭，就容易生病。

《灵枢·阴阳二十五人》："火形之人……其为人赤色，广䏖，锐面小头，好肩背髀腹，小手足，行安地，疾心，行摇，肩背肉满，有气轻财，少信，多虑，见事明，好颜，急心，不寿暴死。"这种人对于时令的适应，大多能耐于春夏，不能耐于秋冬，感受秋冬寒冷之气的侵袭，就易于生病。

《灵枢·阴阳二十五人》："土形之之人……其为人黄色，圆面，大头，美肩背，大腹，美股胫，小手足，多肉，上下相称，行安地，举足浮，安心，好利人，不喜权势，善附人也。"这种人对于时令的适应，大多能耐于秋冬，而不能耐于春夏，感受春夏温热之气的侵袭，就容易生病。

《灵枢·阴阳二十五人》："金形之人……其为人方面，白色，小头，小肩背，小腹，小手足，如骨发踵外，骨轻，身清廉，急心，静悍，善为吏。"这种人对于时令的适应，大多能耐于秋冬，不能耐于春夏，感受春夏温热之气的侵袭，就易于生病。

《灵枢·阴阳二十五人》："水形之人……其为人黑色，面不平，大头，廉颐，小肩，大腹，动手足，发行摇身，下尻长，背延延然，不敬畏，善欺绐人，戮死。"这种人对于时令的适应，大多能耐于秋冬，不能耐于春夏，感受春夏温热之气的侵袭，就易于生病。

（3）个性

个性又称人格，是指一个人的基本精神面貌，表现在一个人心理活动中那些经常的、稳定的、本质的心理特点的总和，又称个性心理特征。一个人个性的形成与遗传和后天的成长具有密切的关系。

（4）五态人

五态人指太阳之人（火形人）、少阳之人（金形人）、太阴之人（水形人）、少阴之人（木形人）、阴阳平和之人（土形人）。

《灵枢·通天》说："太阴之人，贪而不仁，下齐湛湛，好内而恶出，心抑而不发，不务于时，动而后之……少阴之人，小贪而贼心，见人有亡，常若有得，好伤好害，见人有荣，乃反愠怒，心疾而无恩……太阳之人，居处于于，好言大事，无能而虚说，志发于四野，举措不顾是非，为事如常自用，事虽败而常无悔……少阳之人，諟谛好自贵，有小小官，则高自宣，好为外交，而不内附……阴阳和平之人，居处安静，无为惧惧，无为欣欣，婉然从物，或与不争，与时变化，尊则谦谦，谭而不治，是谓至治。"

《内经》中所提到的五态人，大多言其负面特点，其实我们需要一分为二地看待问题，不能将其固化，否则照本宣科的话，世界上五态人里只有阴阳平和之人是正常者，其他四类均为小人了，明显是不符合实际的。

（5）脉象背景

脉象背景指脉象的整体特征，相对"图形"而言，图形是指脉象的局部或要素特征。整体特征表征出脉象的本质，而局部或要素特征是整体脉象的突出显现或演化。举个例子帮助了解：一般情况下，肿瘤患者由于血液黏度的升高，整体脉象表现出"涩"、"稠"的特征，在相应肿瘤发生部位的脉位会显现出"涩"、"稠"的加剧，并结聚形成如摸橡皮感的"凸"起，这样定位诊断就比较容易，这是整体背景与局部特征对比明显的结果，即局部特征决定于整体特征。如果肿瘤发展到一定时期，患者出现了贫血，血液的黏稠度降低，整体脉象特征显现"滑"、"稀"，这时原有局部脉象的肿瘤特征会变得模糊不清晰，这是脉象整体性质改变，局部特征也随之削弱或消失的结果。"背景"特征往往涉及与整体脉象有关的因素，如迟数、稀稠、粗细、滑涩、刚柔、寒热、上下、疾缓等，"图形"的特点则相对具有局限性和鲜明性，如凸凹、动静等。

2. 五形人体质与个性脉象特点

（1）五形人的体质脉象特点

齐教授在深入研究《内经》五形人体质理论基础上，结合临床，提出五形人的生理脉象，既包含了脉之形态、动态，又涵盖了脉势的特点："木形之人脉象的脉位较浮，脉体不宽，有急数之感，脉管有撼动性和发散性；火形人脉位浮，脉体宽，有洪数之感，脉管搏动震撼周围组织，随着脉象的搏动有辐射之感；土形人脉位中居，脉体宽，脉管厚，舒舒缓缓；金形人脉位中居，脉体不宽，有紧缩之感，脉体搏动明显，与周围组织界限清晰，脉管较薄；水形人脉位较沉，脉体宽，与周围组织关系不清晰，脉象跳动缺少撼动力。"

（2）五形个性的脉象特点

用脉象判定患者的个性，木形之人平素易急躁，性急躁则脉疾数，脉搏起始有急迫之感；火形之人平素心急，多具有心高气傲、趾高气扬的特点，其脉多浮；土形之人性宽缓，性宽缓则脉迟缓，脉搏起始段有缓缓袅袅之感；金形之人性敛，多具有心小、做事谨慎的特点，脉体紧细；水形之人性情镇静沉潜，脉多沉。另外，土形之人，多心胸宽广，其脉象宽缓；木形之人、土形之人性耿直，其脉象挺直；金形之人多自私，或防范意识较强，其脉象收紧；土形之人，其性情多随和，其脉象宽而发散；木形之人与金形之人许多易精神敏感，易于担心，脉搏高峰段有迅速滑过之感；土形之人有些易心理懒惰，脉搏起始慢而散；木形之人、金形之人多属思维清晰之人，脉流畅；五形人当中属于阴木、阴火、阴土、阴金和阴水之人，其性多愚钝或性格怪异，其脉则涩滞。

人体质分五形，个性亦分五形，大部分人并不是单纯的某一类型，可能更多的是各型的交叉，所以临床应用时应当分清主次，抓主要矛盾，不可面面俱到，否则不仅自己无从下手，还可能会萌生许多邪知邪见，对自己的中医认识平添障碍。另外，如果体质之五形与个性之五形相符，则天时、地利、人和全具备，其身体自然康健，行事规矩，心理较少出现偏差；但是大部分人群却处在二者不相符的情况下，有的甚至体质克个性或个性克体质，其中尤以个性克伐体质最为难治。如土形人体质，木形人个性，个性克伐体质，必然会出现脾胃功能低弱等疾病，针对此，我们才更加认识到体质辨证与个性辨证的重要性，因为只有洞悉生克，方能准确指导其饮食禁忌和用药之温热寒凉，才能使偏移的钟表回归本位，这也符合中医讲求的"中和"之道。

3. 病例分析

中年男性，木形人，头晕、头昏半月，心烦发热，时伴有胸闷、干咳少痰，质地黏稠，纳可，眠差，二便调。

分析：该男性面色青黄，体瘦，长面，肩背宽，身板直立，手足皆小巧，皮肤薄嫩，年轻时做过木工、搞过电器维修，热心肠，易操心。从望诊看应为木形人。其脉象特点，背景脉为干、枯、热。代表体内水分相对缺乏，脉道不充盈，属阴虚内热。局部脉象脉上而浮，进多退少、来疾去徐，代表其人清瘦肤薄，个性反应快、热心、聪明；脉内曲，代表做事态度认真，善于负责，对事物易于挂念，故脉体向尺侧腕屈肌腱移位；两手脉均刚、直，代表其秉性耿直。综合以上脉象特点，此人春夏可，秋季干燥时不耐热，喜欢凉润。疾病时易干咳少痰或黏痰难咯。治疗应润泽为主，养阴为重。可选用四物汤、六味丸去利尿药、左归丸等，当慎用麻桂，可用加减葳蕤汤、沙参麦冬汤等。如果出现阴虚肝郁用滋水清肝饮；胃功能低下用沙参麦冬汤；阴虚风动致抽筋用补肝汤；如果出现胀气，切记不可用香燥之品，但如防风辛润之品，不在此例。

以上仅以木形人为例，其余四形大家可以类推。所以准确把握好患者的体质和个性，能快速做出诊断并能有效指导临床用药方向，可以跳出温补派、寒凉派的圈子，站在一个中庸角度去解决问题，做到阴病治阳，阳病治阴，方能称为明医。

下面是主讲人讲课过程中同道的提问，选取部分作为探讨：

玉麒麟（王建鑫）：

中医是一门包容性很强的学问。天文地理，风土人情，体型，体质，心理动态，都要深入了解。

柳洪胜：

体质学说在《内经》的论述不全面，五行体质再加上阴阳就完美了。也就是说，五行各有自己的阴阳体质。大家自己关注一下身边的人，同事、朋友、同学，五行中的阳的属性都非常好。阳木的人看着就舒服，真的感觉非常柔和。五行中的阳性人在医院见到的不多，或者说不经常来医院，阴性的体质遍地都是。

我再举一个心外科会诊的例子吧。冠脉搭桥术后病人症状不缓解，或者加重，这类病人体质上属于阴水体质的很多。体质处方是真武汤，症状处方一般用菖蒲、远志、丹参、丝瓜络等，疗效很好。其他类推啊，我只是提供一个思路，抛砖引玉！这样做的最大的好处就是——完美的重复复诊患者的诊疗思路。

齐向华：

体质学确实是一个非常重要的领域，这关系到中医认识疾病的层次问题，处在层次最顶端的是阴、阳体质属性，阴阳中又有五行之分，加上不同的境遇就会出现不同的病机、症状和西医疾病了。纠正体质的极性所偏和病因、病机要分清主次，体质极性所偏者，调整体质为主；外邪导致者去邪为主，兼调体质，比如最近就要适当加益阴液的药，这样就可以为古代的方剂找到适合它的层次位置。是抓住主要矛盾，重拳出击，还是细致全面地照顾到各个层面，与个人风格有关。人体是个可以调整的自稳系统，体质与个性有并行的，但是也有相反的，这些要注意，在临床中用药不一样。体质和个性是躯体和心理疾病发生发展的内在因素，境遇因素是发生发展的条件，二者都可以促进事物的变化发展。

五行体质临床应用体会

主讲人：柳洪胜

中医体质学这门学科可谓博大精深，2001 年我刚进入师门时齐师首先介绍我学习的就是体质，而不是脉象。可以这样说，对于相对复杂的脉象来说，体质学更客观，更容易掌握，并且其在临床中的意义非常重大，在辨治较疑难的病人的中医思路方面往往会起到关键的点睛的作用。

首先我们对体质学的研究现状进行简单的回顾。国内体质学近二十年发展可谓迅速，五分法、六分法、九分法等，著名的研究者有匡调元、王琦、黄煌等人。目前研究的领域涉及中医的疾病、证候甚至基因、蛋白、代谢等各个方面。国外研究方面，日韩对体质和方证研究较多，比如汉方家森道伯把人的体质分为三大证，即瘀血证体质、脏毒证体质、解毒证体质；矢数格著的《汉方一贯堂医学》中也有很多关于体质和体征的论述；韩国李济马的《东医寿世保元》提到的四象医学也可列入体质范畴。但通过自己十几年的临床还是觉得《内经》的五行体质分类法最实用，对临床意义最大，经典就是经典！但是，前提是一定要清晰地分辨出体质类型，主要是对人的外在表征有正确而详细的认识，这需要长期的关注并用心的总结！我在学习体质的时候经常坐公交和地铁看乘客，看到忘记车站的程度。《内经》中五行体质有论述，但是，仅仅那些是不够的，临床中用起来不是很方便，有些也比较晦涩。当然，有些高水平的临床大家还是能从《内经》中去直接感悟到那种具体的分类。下面就谈谈我对体质方面的体会。

先看看《内经》原文，《灵枢·阴阳二十五人》："木形之人，比于上角，似于苍帝。其为人苍色，小头，长面，大肩背，直身，小手足，好有才，劳心，少力，多忧劳于事。能春夏不能秋冬，感而病生。火形之人，比于上徵，似于赤帝。其为人赤色，广䏚，锐面小头，好肩背髀腹，小手足，行安地，疾心，行摇，肩背肉满，有气轻财，少信，多虑，见事明，好颜，急心，不寿暴死。能春夏不能秋冬，秋冬感而病生。土形之人，比于上宫，似于上古黄帝。其为人黄色，圆面，大头，美肩背，大腹，美股胫，小手足，多肉，上下相称，行安地，举足浮，安心，好利人，不喜权势，善附人也。能秋冬不能春夏，春夏感而病生。金形之人，比于上商，似于白帝。其为人方面，白色，小头，小肩背，小腹，小手足，如骨发踵外，骨轻，身清廉，急心，静悍，善为吏。能秋冬不能春夏，春夏感而病生。水形之人，比于上羽，似于黑帝。其为人黑色，面不平，大头，廉颐，小肩，大腹，动手足，发行摇身，下尻长，背延延然，不敬畏，善欺给人，戮死。能秋冬不能春夏，春夏感而病生。"

五行是属于中国传统哲学范畴，所以，在学习和使用五行的时候一定注意去想象，充分发挥自己的形而上的思辨能力。但是，如果把我们的阴阳学说拿来用在五行体质上，把五行体质进行二分类，可能会有些许不同，接下来分别为大家介绍我个人体会的五行体质特点。

《尚书·洪范》："木曰曲直。"身体体征——身材细高，长形脸（瓜子脸），上宽下窄，男士喉结突出，颈部细长，身体瘦而露骨，胳膊腿上青筋（静脉）较明显，手细长，肉少，面色白中带青，臀部肌肉不饱满。

这类人喜欢安静，比如喜欢读书，看电视，而不喜欢较激烈的户外活动，他们的四肢大都没有什么力量，属于典型的文弱书生。《红楼梦》中的林黛玉、小品演员巩汉林就是典型的木形人。阳木是木之本性，主仁德，正直有主意，敢作敢当，好生恶杀，公而无私，心口如一，遇事不盲从，有定见，处事不谄谀，行为端正。常存悲天悯人之心，化俗救世之愿，舍己为人。古往今来，凡成大业者，皆具阳木之性。阴木多偏见，执拗顽梗，高傲自大，不易接近，不服人，好诽谤，好抗上，气量窄小，好怒，生气会气得浑身发抖。

木行人的脉象特点：大致有浮、上、薄、刚、细等脉象要素。

这类体质人易患疾病：抑郁、焦虑，颈椎病，腰椎病，月经不调，失眠，低血压，头晕，四肢麻木，中风等。

这类体质的中药调整处方：小柴胡汤及柴胡类方。

《尚书·洪范》："火曰炎上。"身体体征——体形丰满，枣核形脸，头尖，脸色发红，肉多横纹，颧骨高，毛发稀疏（谢顶的多，西医认为是脂溢性脱发），行动急，语速快。

这类人敢做敢当，胆量过人，往好的方面说是喜爱冒险，历史上航海探险的先驱者大都是这类人。像美国作家海明威，平生就酷爱冒险，从小酷爱体育、捕鱼和狩猎。第一次世界大战，他志愿赴意大利当战地救护车司机；西班牙内战期间，他又3次以记者身份亲临前线，在炮火中写了剧本《第五纵队》；第二次世界大战，他还不甘寂寞，又以战地记者身份重赴欧洲，并多次参加战斗。往不好的方面说就是善于投机，做事不顾后果，胆大妄为。古今很多作奸犯科者也有不少是此类体质者。

阳火是火的本性，光明磊落，通情达理，文采节制，表度有章，聪明谦让，举止大方，事无巨细，考虑周详，能高瞻远瞩，明礼达时。古今创制大经大法的伟人哲士，皆是阳火的典型代表。阴火性的人，急躁，贪婪，好夸张，喜虚荣，争名逐利，喜奉承。阴火好恨，一有触动，便引起愤恨的火焰，一旦爆发，便可酿成大祸。

火行人的脉象特点：大致有厚、粗、滑、稠、热、数、动等脉象要素。

这类体质人易患疾病：心悸，高血压，冠心病，脑梗，头痛，动脉硬化，某些精神病等。

这类体质的中药调整处方：黄连解毒汤、泻心汤、四妙勇安汤、镇肝熄风汤等。

《尚书·洪范》："土爰稼穑。"身体体征——虎背熊腰，圆脸，背厚、唇厚、手背厚；颈部短粗，喉结不明显，臀部丰满，下肢尤其小腿特别发达（西医称假性腓肠肌肥大），蒜头鼻子，腹部圆滚滚，动作沉稳踏实。

这类人体格比较健壮，身材匀称，肌肉丰满，忠厚笃诚，适应性强。

阳土是土的本性，土能养，忠厚信实，笃诚淳朴，宽宏大量，举止稳重，厚德载物，为成功之母。阴土性呆板，思想简单，不开通，是非不分，故步自封，好生怨气，多起疑忌，无中生有，以假当真。阴土人好怨，事不遂心，埋怨别人；或受欺侮压抑，敢怒不敢言；或者事情没有能把它做好而受到斥责，内心委屈；吃亏了，口不言，心憋屈，疑忌他人。

土行人的脉象特点：大致有厚、粗、滑、柔、缓等脉象要素。

这类体质人易患疾病：胃炎，糖尿病，高血压，高血脂，高尿酸血症等。

这类体质的中药调整处方：二陈汤、平胃散、三仁汤等。

《尚书·洪范》："金曰从革。"身体体征——身段灵活，国字脸（四方脸），颧骨高，面色白，眉清目秀，唇薄齿白，骨架内收，腰腹圆正。

这类人为人注重细节，做事认真，原则性强，有极强的开拓精神。

阳金是金之本性，主义气，性豪爽，善言谈，刚毅果决，有谋善断，危难不避，光彩人物，多属阳金之功力。阴金好虚假，虚妄不实，习于谄媚，言伪而辩，巧言令色，妒贤嫉能，喜闻人过，刻薄寡恩，多出于妒忌，好表现小动作。

金行人的脉象特点：大致有浮、直、薄、细、刚、敛等脉象要素。

这类体质人易患疾病：肠炎，哮喘，高血压，颈椎病，心脑血管病，便秘，焦虑症等。

这类体质的中药调整处方：沙参麦冬汤、六味地黄丸、半夏厚朴汤等。

《尚书·洪范》："水曰润下。"身体体征——体形肥胖（俗称水胖子），猪肚子形脸，面部不平，上窄下宽，面色淡黑（也有白胖的那种），粗眉大眼，毛发深黑，骨少肉多，行动迟缓。

这类人中年男子容易有啤酒肚，走路步履不稳，摇肩晃背，行动比较迟缓，言语也是沉默寡言，神情不定，给人以高深莫测的感觉。

阳水性人有智慧、性柔和、心灵手巧、擅精艺术、肯低矮就下。阴水性人多愚鲁、好烦闷，喜缓慢，性退缩，习惯邋遢，行多迂腐，自卑自弃，自我封闭，优柔寡断，是非不明，多思多虑，缺独立性，进退失据。

水行人的脉象特点：大致有厚、粗、沉、稠、寒等脉象要素。

这类体质人易患疾病：肥胖，糖尿病，高血压，肿瘤，水肿，肾脏病等。

这类体质的中药调整处方：补中益气汤、右归丸、麻黄附子细辛汤、五苓散、真武汤等。

思考：

1. 体质与疾病的关系是研究体质的最终目的和出发点。体质是人体固有的特性，疾病是在体质基础上产生的，所以研究体质就是为了更好地治疗疾病。

2. 王琦在"十五"公共课题的体质领域提出体质可调论，究竟体质是否可调？在多大范围内可调？这需要我们大家长期的深入研究。

3. 体质与性格的关系，关系到阴阳和五行，具体把握五行中的阴阳属性显得尤为重要。

4. 体质与脉象，这是我们以后的主攻方向。

5. 体质和体质处方，这方面我还没形成满意的结论，在临床中不断地摸索，也希望大家一起参与进来。

临床脉象学习方法——兼谈中气虚脉象体会

主讲人：柳洪胜

今天主要想谈一点我对脉象学习的认识。如何去学习，如何去从临床中学习脉诊。我今天说的也许和我们队伍中的主流方向不同，但或许对刚走入脉学大门的初学者有一定参考意义。

刚刚开始学习脉学的同道，如何在临床中提取到有用的脉象信息，这是我们的主要目的。如果不是随明师侍诊，和我现在一样，自己打拼，如何学习？看书，听咱群里的讲课等当然可以，我今天要说的是向病人学习，其实，病人永远是医生的老师！对于擅长脉诊的同道来说，临床基本都是先诊脉，诊得非常仔细，达到心中有数，再问病人有什么不舒服或者来诊的目的，最后遣方用药，这当然可以，不过前提是医者在脉象方面有相当的成就，或者说相当自信。初学者呢？不妨颠倒过来——把诊脉放在最后，不诊脉是不是就不能成为一名合格的医生？当然不是啦，不算当代的名医，历代中医大家不擅长诊脉的也比比皆是！通过其他的三诊也可以非常正确地把握病人的信息，并在中医理论的指导下恰当而准确地组方遣药。通过望、闻、问仔细而全面地了解病人的情况，做到心中完全明了病人的病因病机，治疗思路和方法也就出来了。做到这一步再把脉象拿出来，抛除成见，仔细体会指下的感觉——通过已有的结果来学习这种结果所标示的脉象！这是反推的学习法。如果能有非常明显的疗效作为保障那就更有意义啦！我一直坚持一点，脉象是客观的，是有实效的，是经得起反复验证和重复的，一定要避免空谈，切莫臆想和捏造。所以，我一直觉得学习脉象的最好的方法是脉案，是活生生的例子，是实实在在的有效的验案。

人身所有不过气血，而气虚是一大类非常常见的证候。其中以脾气亏虚更为多见。掌握气虚的脉象特点对临床来说无疑具有非常重要的现实意义。提到脾胃气虚当然会想到补中益气汤，我们先来复习一下这个方子。学习名方当然要看出处，本方出自李东垣《脾胃论》，药物组成为黄芪、炙甘草、人参、当归、橘皮、升麻、柴胡、白术，治疗脾胃气虚证，东垣论述的脉象只有两个字——洪大。

我通过六个医案来说明一下这个问题。这六个病历都是近期我本人在我院的会诊病历，并且都是使用了补中益气汤原方，使用之后疗效都非常满意。这些病例都是按照我的学习脉象的方法没有先诊脉，而是根据患者的症状体征判断出来脾胃气虚之后给予补中益气汤，最后记录了脉象。

脉案 1：妇科会诊病历

患者中年女性，因"同房后阴道出血 3 年余，发现宫颈病变 1 月余"入院。

入院诊断：①宫颈鳞状细胞癌 IB_1 期；②子宫腺肌症。

于 2012 年 7 月 17 日行腹腔镜下广泛全子宫切除＋双侧附件切除＋盆腔淋巴结切除术＋右侧输尿管插管。麻醉满意，手术顺利，术中血压脉率平稳，出血 400ml。术后予以舒普深＋奥硝唑抗感染治疗。术后第 4 天出现午后高热，最高体温 39.5℃，晨起体温正常。会诊时已经连续发热 17 天。患者疲劳，上午体温正常时非常安静，下午患者烦躁，全身赤裸，家人因害羞给盖上床单患者马上就掀掉。饮水不多，食欲一般，大便正常，舌淡红胖大苔薄白，脉左右均洪大，脉管稍软。考虑为气虚发热，嘱服用补中益气丸补气退热。患者服药 1 盒也就是 3 天后体温完全正常。

这个病例有两点需要提醒大家注意：

（1）气虚发热并非仅限于低热。

（2）我当时内心还是挣扎了，反复地和白虎汤鉴别——高热、烦躁、不欲近衣、脉洪大，给我信心的要点是手术消耗病史、午后发热、疲劳、饮水不多。

脉案 2：心内科会诊病历

患者老年女性，体型较瘦，因"胸闷、憋气 10 年余，加重伴嗳气 2 周"入院。患者诉下午发热，体温大致在 38.5℃左右，乏力，纳差，大便干。舌暗苔白厚腻，脉左细缓尺浮，右关沉弱。考虑气虚发热，给予补中益气汤。

脉案 3：妇科会诊病历

患者中年女性，因"间断阴道排液 4 个月"入院。患者术前诊断：①子宫颈恶性肿瘤（宫颈鳞状细胞癌ⅡA$_2$期G$_2$）；②腰椎间盘突出症；③宫内节育器。于2012年8月3日行腹腔镜下广泛全子宫切除＋右侧附件切除＋盆腔淋巴结切除＋左侧卵巢移位术，2012年8月8日急诊行膀胱镜检查＋泌尿系造影术。患者术后予抗炎、补液、抗凝等治疗，现体温仍稍高，每日午后最高体温达38℃，口干，乏力，纳食差，大便偏稀。舌淡红苔薄白，脉整体沉而软，整体软塌塌的感觉，不细。诊脉就感觉"脉"这个"东西"趴在地上累得不想动了。考虑气虚发热，给予补中益气汤。

脉案4：神内会诊病历

患者老年女性，因"头晕2月余，加重伴右手活动不利、言语不利5天"入院。患者诉间断头昏沉感、头晕、胸闷、心慌等，睡眠欠佳，纳食差，大便不干，舌暗红，苔薄白，脉左寸沉细，左关沉软，右沉细。考虑脾胃气虚，给予补中益气汤。

脉案5：妇科会诊病历

患者中年女性，因"停经40周，不规则下腹痛12小时"入院。预产期2012年8月16日。于2012年8月17日在腰硬联合麻醉下行子宫下段横切口剖宫产术。产后予罗氏芬抗感染治疗，后出现体温升高，最高39℃，对症治疗后降至正常，改静脉输注舒普深＋奥硝唑3天。已停静脉抗炎1周，目前口服阿奇霉素每日1片，复查B超提示：膀胱前方腹直肌内可见9.6cm×8.2cm×3.1cm不均匀低回声，其中可见暗区，上方暗区厚约1.0cm，下方暗区厚约1.0cm。患者目前诉无明显不适，无腹胀，双下肢无水肿，二便正常。舌暗红苔薄白，脉浮大而软，左侧更明显。考虑脾胃气虚，给予补中益气汤。

脉案 6：神内会诊病历

患者自觉乏力，头昏沉，精力差，体形中等，秃顶，舌淡红胖大齿痕，苔薄白。诉每日上午 10 点左右头晕明显，脉左沉、软，左寸弱，右沉，右尺稍大。考虑脾胃气虚，给予补中益气汤。

结语：

总结目前这六个病历，感觉脾胃气虚的脉象表现如下：主要特征在脉管壁上，紧张度低，也就是说脉软，可以是洪大，也可以是沉细，也可以是浮大，部位以左侧脉为明显，或者说左关脉更有意义，而并不是一般传统的右关。

思考：

1. 大家学习脉象的期望很高，激情澎湃，很想几天就能成为齐教授那样的高手，一诊脉就能准确地说出患者的症结所在。但是，如何能把老师几十年的东西快速的吸收是我们面临的最大的问题。说实在的，我离开老师八年了，一直在不断地摸索，感觉老师的东西自己才学了一点点，如何学习脉象这个问题一直在我脑海里。学然后知不足，老师在前面引领我们，我们如何才能跟得上，是每位同道要一直思考的问题。

2. 我一直重视脉案的学习，一个活生生的脉案是学习的上佳材料。但是，同时我也担心，中医本身的特点会让人有种歪打正着或者说偶然事件不足为凭的感觉。所以，更高一层的学习是研究那些失败的案例，或者说没治好的病例。如果能重复描记并且展开广泛的讨论那么学习的意义应该更大！

3. 学习脉象会有各种各样的阶段，很多时候是螺旋式上升的，我有些时候感觉自己手下什么也摸不出来了，这时候我就放下自己最执着的脉象，仔细地询问病人，不用诊脉，一样可以准确辨证，恰当论治。

"系统辨证脉学"思想解析与挖掘

主讲人：王鹏

2002 年春，三十而立的我跟随齐教授学习，走进中医脉学之门，而今老师的系统辨证脉学体系已经建立，我的脉学水平亦面临着突破，即将从初级水平迈入中级阶段。一路走来，回想自己的学习之路，不禁感慨良多，也对"系统辨证脉学"有了更新的认识，今天先与大家探讨一下"系统辨证脉学"的思想体系。

"系统辨证脉学"思想体系里面到底蕴涵哪些内容呢？

大家会说有系统，有辨证，还有什么呢？其实多得很呢！我一边学习，一边体会，但这个体系十分庞大，只能悟到一点总结一点。

在开始讲解之前，先请大家欣赏一首古诗，《秦风·蒹葭》，这是我非常喜爱的一首诗，通篇透露着艺术和哲学的统一之美。

《诗经·国风·秦风》

蒹葭苍苍，白露为霜。所谓伊人，在水一方。

溯洄从之，道阻且长。溯游从之，宛在水中央。

蒹葭萋萋，白露未晞。所谓伊人，在水之湄。

溯洄从之，道阻且跻。溯游从之，宛在水中坻。

蒹葭采采，白露未已。所谓伊人，在水之涘。

溯洄从之，道阻且右。溯游从之，宛在水中沚。

秋水伊人，韵味十足，意境朦胧渺远，情感深沉低回，蕴含着至真至美的向往与精神追求，吸引着世世代代的人们去感叹与鉴赏，引发了人们的无限遐思与对其内容的不同解读。透过这种"思无邪"的描写，我们看到了中国传统文化中"和谐"的审美观、道法自然的精神追求、儒家文化积极进取的人生态度以及"天人合一"的至高境界。

1. 形而上的功夫——意境

这首诗运用的是中国文化中形而上的思维。形而上者谓之道，形而下者谓之器。脉学也是如此。下面和大家交流几个意境脉象。

（1）内心与外表的反差

一位中年妇女来诊，双手背皮肤脱皮屑，刺痒难忍一个月，看过多家医院均按照湿疹治疗但效果不显，于是患者求助于中医。因原来的诊断并没有太大问题，故继续按湿疹治疗。患者的心理脉象成分引起我的注意。其人外表气质富贵不俗，淡黄色脸膛，恬静舒展，没有积滞暗斑，肌肤圆润，宽额蚕眉。但一摸脉象吓一跳，整体脉象极其滞涩，脉管细，绷急，胀紧，给人一种挤在一起的感觉，散发出苦涩的振动波，触之令人难受。自诉常年失眠，镇静药需服多片才可小睡片刻。患病原因是亲戚之女患精神病，常夜里发作，每次都要叫她帮忙处理，很受刺激，心里备受煎熬，于是出现不该有的脉象。

有时，外表与内心反差很大，有些事只有自己清楚，外人看不出，但脉象在深层次的反映是很准确的。

（2）煎熬

一个58岁的男子，中等身材，看上去比较壮实，在某建筑公司工作，因胃痛前来诊治，诊其脉象发现其右手脉象当中体现出长期煎熬的感觉：脉象模糊如同毛玻璃。我撇开其他，单刀直入："你很愁得慌，生活里有摆脱不了的事情在煎熬你，时间很长了，你的胃病与此有关。"

病人听后马上高度认同，点头同意。

待我诊完脉后，病人说："你看的很准，我多说两句，十年前我的长子因升学遭人顶替而落榜，导致精神失常，现在每天仍然依靠药物治疗，不敢间断。"心理脉象又一次显示了生命活动中深层次的疾病信息，也就是老百姓常说的"病根"。

（3）过度劳作

一个21岁的小女孩，在大学城旅游学院校区电信营业所工作，因头痛恶心前来就诊。患者自述早晨起床后忽然眩晕，伴恶心，呕吐，不敢扭头，一动就恶心呕吐。CT报告示颅脑无异常。此次发病急骤，遂怀疑颈椎病。此刻患者自觉颞胀，头痛，肩膀酸痛。今年6月份曾经犯过一次，吃了点儿药就好了。

诊其脉象让人很惊讶：脉象洪大，脉形弦直不细，A3点（A3点在金氏脉学中指脉搏波点升支的最高点）猛烈抖动，两个寸脉各出现一个边脉，弦细，斜插在脉里，脉气上顶，双手寸脉较热，脉象的振动波滞涩扎手。这种脉象的特点是非常突出的，给人留下深刻印象。

结论：乃过劳所致。阳气浮于上而失于降敛，气机失调，张而不和，正所谓"阳气者，烦劳则张"。

患者自述最近工作繁忙，连续三天从早8点工作到下午4点，分析病因是由于筋脉拘急紧张而发病，这个振动觉得滞涩扎手并不是心理因素刺激，而是代表由于工作繁忙所导致的内心烦乱状态。但病人表现得很安静，并非坐立不安那个样子，表情也比较安宁，不像成年人那样焦虑不安，这与她年轻，耐受性好有关系。

（4）疲乏

有个四十五岁的男子经人介绍来看病，那个脉象其中很具特点的是放散过度，呈现出"疲惫"的意境，指下的感觉就是疲乏感，说不出来的累。我说你这段时间从来没有歇过来，他表示认同，指感已经没有中青年人的活力。至于说落到哪些特征上，可以有静，可以有失升等等。摸脉摸到气机，意势，感受出来了，可是分析之后却不容易讲清楚。如同看到一幅画，讲给别人听，说者津津有味，听者却不知所然。意境的功夫是修养，非一日之功，但来源指向已经给大家交代清楚了。

2. 形而下的功夫——我找到自己的脖子了

"系统辨证脉学"强调脉病相应，要与微观脉学相结合。

临床常用的寸口脉，尺脉我摸的还凑合，由于平素治疗脾胃病较多，对关脉也略有体会，只是对寸脉分得不细致。有时更愿意从 A3 点上去感受。那如何来解决呢？巧了，有一次，早晨起来闹脖子疼，右边颈部疼痛，不敢转头。难受之余，想到这么阳性的特征，脉象肯定会有所体现，于是一点点体会两寸脉，尤其是右寸，找与平时的不同之处，最后还真找到了，不枉龇牙咧嘴疼一回，于是赶紧用笔标注出来，用相机照下来保留。就是下面的图片。

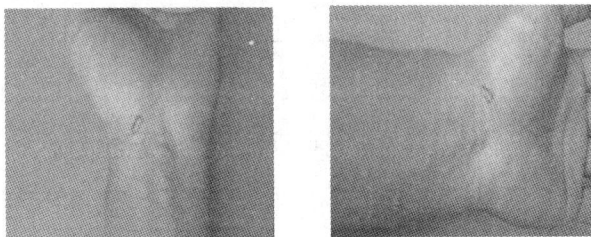

图 12　左手脉晕点

注：黑圈部位指代左侧颈部

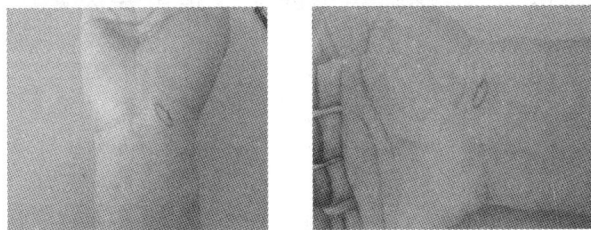

图 13　右手脉晕点

注：黑圈部位指代右侧颈部

右边的寸脉显然大于左边，并且在向右回头，使疼痛加重时，右寸脉晕点有明显变化。隔日，颈痛减轻后，右寸脉晕点缩小一些，但并未消失。痛脉弦，是对的，但那是整体脉象特征，得疼得影响中枢了。那么小痛在哪儿体现呢？这就需要大家花心思体会寻找了。

以上是对颈椎疼痛脉象的实事记录。但是这里说明一点，这个图片是我本人的颈椎位置，至于大家的颈椎是否一定也在这个部位，只是可以参考。为何这样说呢？摸脉是摸的脉气，指下是脉气的团块，显然不是血管的某个形变。所谓脉人，只可意会，不可机械刻板，以为凭那一段叫桡动脉的血管会幻化得首尾俱全，颇似人形，按图索骥，探指即来。痛点不同，病机不同，位置会有所差异。不过，"上竟上，下竟下"的原则没错，这是先人的贡献，已经相当伟大了，有些人的寸脉不满位，到不了腕横纹之上。今天摸到的一对母子的脉象就是如此，由于中虚，两人的寸脉都很短。显然他们的颈椎部位与我是不同的。我这里只是忠实记录所产生的脉象，实事求是地描述了所见脉象，自会有人看出门道。"直心为道"，这在脉学里面应该是重要原则。

脉象要素在"系统辨证脉学"中所扮演的"角色"

主讲人：张文杰

　　"系统辨证脉学"体系脉象特征的明确性是它优于传统脉学的地方，也是它的特点。例如外感六淫脉象体系中，刚敛而寒是寒邪的脉象特征，浮散而数是暑邪的脉象特征，稀而弱是房劳过度的脉象特征，稀且动脉壁与周围组织界限模糊是水湿泛滥的脉象特征。一开始我就在想这是为什么？病因，病机，体质，心理脉象系统中，各种病因病机必然对应了不同的脉象特征。以寒邪为例，寒邪致病，郁闭阳气可出现脉沉，寒邪伤阳，鼓动气血运行不利则可见迟、缓，阳气受损，水湿不化又可见滑。在众多脉象要素中，之所以选择"刚敛而寒"来代表寒邪，必定有"玄机"。一开始我想，虽然出现了许多脉象要素，但其间关系并不是平行的，而是有先后因果关系，比如说"滑"的出现。而有些脉象要素的出现有其个体体质基础，比如说"沉"的出现。并且脉象要素本身应该有不同属性，例如躯体属性和心理属性。我思考选择"刚敛而寒"是否表征了寒邪的性质，表征了其中"不变的一些东西"。于是我重新看脉象要素。考虑不同脉象要素在脉象系统中扮演的不同的"角色"。

寒邪导致的是疾病，从感受寒邪疾病发生，到疾病的终止，是疾病的全过程。对一个疾病而言，都有其基本病机，维持着这个疾病的发生、发展、演变，从而在疾病的过程中出现各个不同的证候。就如寒邪致病脉象系统来讲，这些"一直不变的东西"就是系统质，它的表征意义就是病机，除外这些东西，出现的其他的脉象要素的不同组合体，就是寒邪致病演化出来的分病机。书中的局部和整体脉象要素里面，就包括了演化的脉象要素。在每个系统的局部和整体脉象的分列部分，为了启发读书者的思路，齐教授将可能出现的演化病机的相对应的脉象要素都列举出来了。但也并不是说，每一个系统的存在都会出现所有的要素。

下面是主讲人讲课过程中同道的提问，选取部分作为探讨：

梦想天空：

请问什么是状态？

丁晓：

状态指物质系统所处的状况，由一组物理量来表征。例如质点的机械运动状态由质点的位置和动量来确定；由一定质量的气体组成的系统的热学状态可由系统的温度、压强和体积来描述。该词亦指各种物态，例如物质的固态、液态和气态等。

梦想天空：

25 对脉象要素有没有对气血阴阳状态最根本的对应的表征？

丁晓：

首先之所以为状态，就是许多情况的集合体，在系统论中讲就是一个系统。只要是系统，肯定就包括多个要素。所以，25 对脉象要素中没有一个单体可以直接表示这些状态。动，在某些意义上说可以是一个例外。动在系统辨证脉学中包含两方面的含义：第一，谐振波的动。第二，脉体的动。两者都属于脉势的范畴。都要用振动觉撷取信号。谐振波的动，可以用来辨明心理紊乱状态。

付文倩：

能把状态看成系统么？

丁晓：

每个脉象要素都能表征一个子状态，脉象要素之间相互联系又表征了更高级的一个状态。比方说，某部出现热，就可以知道这是这个部位是个"阳胜阴"的状态，又出现了涩、细，则两者可以表征一个热伤津的状态。另外，热仅仅表征阳热，但是不能进行虚实真假的定性。如果要定性还需要结合其他的要素进行分析。

梦想天空：

状态可以再分吗？就像脉象系统一样最后可以分成脉象要素这些最基本的单位。

丁晓：

可以。

付文倩：

单一脉象要素能否表征"状态要素"呢？

丁晓：

用逆向思维，气机逆乱中的气陷状态如何用单一脉象要素表征？假如你正向走不明白，就反过来想。假如，气血状态可以用单一要素进行表征，那么他们之间是一一对应的关系。取气血状态之一进行举例，你能发现这种对应关系存在吗？

微蓝儿：

脉象要素具有哪些特点？

王鹏：

单一性，即脉象要素是单一的物理变量，仅表示单一性质的症状和体征；恒常性，即脉象要素在不同个体或同一个体不同生理、病理状态下的表征含义是固定不变的；极化性，即脉象要素是成对存在的，每一对脉象要素都是对机体某种生理现象的两极化的病理描述，如寒热，寒即为感受寒邪，或机体阳气亏虚，热则为感受热邪，或机体内热过盛；单位性，即从宏观脉象角度出发，脉象要素是组成脉象的最小单位。

"系统辨证脉学"的特点及学习方法

主讲人：王鹏

中医脉学历史悠久，但由于时代条件的限制，传统脉学的研究和应用难以充分展开。随着科技的发展，使得我们有可能进入到前人没有涉足的领域进行开拓。近几十年出现了许多新的研究成果，如周氏图像诊脉法、金氏脉学、许氏全息脉法、寿氏心理脉学等，提出了许多新观点、新理论，临床应用更加广泛和深入。这标志着中医脉学研究开始从经典阶段进入到现代阶段。在这些进展中，最新也更具有代表性的，是齐教授的"系统辨证脉学"。

1. "系统辨证脉学"的特点

"系统辨证脉学"是在融合古今脉学研究成果的基础上，遵循系统论的基本特性和基本规律，运用中医学、认知心理学、现代信息学和物理学的基本原理，逐渐形成的具有独到见解的、容纳多学科、涵盖多层面的全新的脉学体系。

"系统辨证脉学"体系，揭示了脉象系统所包含的基本脉象要素的物理特性、认知方法及其要素、层次之间的关系，旨在为辨证施治提供不同层次的客观依据。"系统辨证脉学"有两个主要特点：系统性和洄溯性。

系统性是指本脉学体系充分体现"系统论"的基本原理和基本规律。将复杂脉象系统分化成单一物理变量的脉象要素；强调脉象要素、层次、系统之间的联系；通过脉象要素、层次之间的联系，表征疾病的不同层次，如病因、病机、病位等不同系统，抽丝剥茧，层层相扣，进而形成"脉证相应"、"脉方相应"的治疗和调护系统。洄溯性主要有两个方面：一是本脉学体系强调从人体感觉认知功能为起点体察脉象，开发单一感觉通道，形成脉象的情景记忆系统，这是对脉象信息认知的洄溯；二是根据患者当前脉象特征的表征意义进行推理，判断疾病的病因，即对疾病过程流的洄溯。

"系统辨证脉学"是对传统二十八脉的分解，并加以补充，如寒热、稀稠等要素。在此基础上，又融入了现代的很多脉法，如心理脉、全息脉等。"系统辨证脉学"解答了怎么学习传统脉学，如何继承传统的一些问题。

2. "系统辨证脉学"的学习方法

"系统辨证脉学"是对传统脉学进行的分解，如果说传统脉学是一座宫殿，那"系统辨证脉学"就是给我们木材、水泥、瓦块等，由我们自己搭建属于自己的房子。所以学习"系统辨证脉学"最主要的是要放下以前你所学习过的脉象的知识、理论，洗脑。其实就是"空杯理论"。大家以前或多或少地都对脉诊有一定的了解，就像是一个装着水的杯子，但是能不能学好"系统辨证脉学"取决于你是否能倒空你杯中的水，潜下心来从头学习，从开发单一感觉通道开始逐步深入，建立起感觉和分析系统。其次就是多看一些古代的脉案，还原当时的脉诊现场。号脉的时候不要有固定的刻板的东西在脑子里，要学会遗忘，先专注指下，看看或者听听脉搏告诉我们什么，在临床实践摸索中渐渐熟悉 25 对要素。要先把握整体的脉象背景，再逐渐分解开来，摸脉时可以按照脉上、脉壁、脉搏波、血流和周围组织的顺序进行逐步体会。当然前提是定、静：医师的定，环境的静。

脉诊好比是一门"功夫"。中国的许多"功夫"都是分解训练的，如唱戏的练发声，分别练咦、呀、啊等所需的元素；武术也是一个一个式子地学，练熟了再组合起来。但是唯独脉象学习历史上没有这个过程。系统辨证脉学体系就是要教会大家脉诊的"功夫"，从一招一式开始，从单个要素开始。提高自己的感觉敏锐程度对于学习及熟练运用脉诊有至关重要的作用。提高个人的感觉通道有很多形式，可因人而异，比如在 A4 纸下放头发，慢慢地体会，直到放到五张纸都能清晰地体会到就差不多了。也可以试着去摸一些病号，但是在脉诊之前不要询问患者的病史及病情，当脉诊完之后心里有所印象再对患者进行询问，长此以往也可以有长足的进步。当然单一的感觉只是最简单的"招式"，但是这是初学者的必经之路。

所以说，"系统辨证脉学"是树立了一种认识和研究脉学的范式，是一种思维模式，切记不可作为经典读，所以只是提示大家学脉要首先训练手感，而不是背诵本本。锻炼好了单一感觉，然后就是建立大脑的"情景记忆系统"，再遇到这种特征就能识别出来了。接下来要识别不同脉象背景下的同一特征，就像晴天你能识别出一辆汽车，同样雨天也能，雾天也能一样。所以建立感觉的内容还很多，要适应各种的条件。有些特征是治疗改变背景脉象后才变清晰的，所以学习不要死记硬背，要注意理解和应用。每对脉象要素又是一个系统，还要分化，如"凸"又可以进一步分化出气囊状、结缔组织增生、肿瘤、炎性包块、囊性增生等，所以要素只是指示性的，引导入门的。

　　"系统辨证脉学"作为中医传统脉学在现代条件下的突破和创新，标志着中医脉学的现代研究上到一个新的台阶，也定将为现代中医脉诊教育模式的改善做出卓越的贡献。

对脉象系统、脉象层次、脉象要素的理解

主讲人：李京民

今天开讲前呢，报告大家一个好消息，转述齐教授的原话，济南市第四批非物质文化遗产公示结束，"扁鹊脉学文化"榜上有名。作为一名中医学子，又是脉象爱好者，听到这个消息，真是振奋人心啊。这是好事啊，有理论，有传承，这样才能走得更远。

以前的讲课中，谈及了对背景脉象和局部脉象的认识，在此将齐教授的观点作了整理，希望对同道有所启迪。所谓的背景脉象表征的是机体的整体内环境的状态；图形表征的是在此基础上派生的局部具体表现，包括西医疾病。脉诊过程中二者有时会反衬加强显现，有时会掩盖削弱显现。所以治疗过程中有些特征会随着整体特征变化而变化。背景脉象表征的是整体，要素脉象表征的是整体脉象的突显或演化，要懂得动态观察。

言归正传，聊聊我对脉象系统、脉象层次、脉象要素的理解。这部分内容在《辨证脉学》第六章中。每次的诊脉过

程都是一个诊断的过程，脉象要素、脉象层次和脉象系统三者，经过脉诊过程之后，得出的结果分别是症状诊断、证候诊断和病机诊断，代表着临床辨证治疗的三个层次。这段真正指出了脉诊的过程并且使得脉诊直接指导治疗。

分而言之：①脉象系统是多个脉象层次或要素相互联系、相互作用而构成的体系。用以表征人体生理特点（包括体质、个性特点）、心理状态和疾病发生、发展、变化的内在机制。在脉诊过程中，脉象系统诊断相当于病机诊断。②脉象层次是脉象系统直接分化出的子系统，可以表征机体生理或病理功能状态的不同侧面。脉象层次表示机体失衡的某一方面，仅能诊断自身所代表层次的状况，其表征临床证候，反映了疾病所处时间或空间的某一证，具有片面性，不能反映疾病的整体状态。相当于证候诊断。③脉象要素表示机体失衡的多个功能或结构的点或段，其多表征临床的某一症状和体征，一般不具备独立诊断功能。相当于症状诊断。三个过程走下来，就是一次辨证过程了，脉象的三个层次直接指导着临床的处方用药，懂的人才知会其中的奥妙。就这个问题我想举个病例和大家一起讨论。

某女，40岁，头胀痛2年余。

全身乏力，眼胀，眠差易醒，上头部胀痛，头晕，梦多，咯球状痰、质韧，咯吐不爽，易烦躁，纳可，大便不规律，舌红，苔薄黄。

分析：咯球状痰、质韧，是肝郁证的体征之一。咯痰的性状是临床常用的辨证方法，笔者在临床中发现，郁证病人咯痰多呈块状或球状，患者自述为咯吐"痰核"，灰白色，质地较韧，易于咯出，如果合并阴虚者，则咯吐不爽。《临证指南医案》解释其病机为"因郁则气火为舒而变蒸"。（摘自齐向华教授"肝郁证的常见体征述要"）

整体脉象：细、薄、刚、直、敛、涩、动、枯、进多退少、来疾去缓。

局部脉象：左寸表层有一细线，关尺明显刚、敛、紧，谐振波杂乱（当属肝郁的谐振波），深压则无，右关部热、泛化谐振波。

脉象系统：整体脉象薄而敛，金形人体质，为易思虑、好急躁的个性，心理状态为肝郁烦躁的谐振波，思虑兼烦躁状态；气机郁结、肝郁化火为其基本病机。子系统为气滞，敛、涩为气机郁结，气血运行滞涩。肝郁化火，关尺明显刚、敛、紧，谐振波杂乱，右关部热、泛化谐振波，表征肝气郁结，化火伤阴，横犯脾胃。脾胃阴液不足，运化失司，细、薄表征运化功能差，热、枯，煎熬阴液，胃阴亏虚。

脉象要素：细、薄、刚、直、敛、涩、动、枯、各自表征着一些临床表现，但是不具备独立诊断的功能。我们把各个层面都考虑进去，选出对应的药物就是一个完整的方剂。所以针对这三层脉象系统、脉象层次、脉象要素的分析，可以处方如下。

处方：半夏 9g　厚朴 12g　防风 15g　茯神 30g　远志 12g　天麻 30g　钩藤 30g　当归 15g　白芍 15g　甘草 6g　沙参 30g　百合 30g　木香 6g　紫苏叶 15g　桑白皮 15g　白

鲜皮 15g　柴胡 12g　香附 12g

处方分析：针对气机郁结的基本病机，以半夏厚朴汤为主方理气散结；针对患者金形人的阴虚体质配伍大队滋阴养血药物；气滞、肝郁化火加柴胡、香附、桑白皮、白鲜皮，脾胃阴液不足加沙参、百合。这是我的一点粗浅认识。

下面是主讲人讲课过程中同道的提问，选取部分作为探讨：

齐向华：

要做好脉学研究，不然对不起祖先。

史恨元：

请问老师，背景脉的性质与局部特征脉的性质相反如何处理？

齐向华：

寒热并用，反佐。

李京民：

总结齐老师的指点：①背景脉象表征的是整体，局部脉象表征的是整体脉象的突显或演化。②整体脉象对局部脉象有支配作用。③局部脉象对整体脉象具有反作用。

李京民：

如脉象"沉"达到一定程度到"伏"时，会导致整体脉象的模糊不清，导致整体脉象的改变。

齐向华：

是要素与整体不是局部与整体。

齐向华：

上述病例，这个患者应该是易于思虑、胆小者。在这基础上遇到不快的事，不发泄和惊悸不安；思虑伤阴；放不下而阳亢；津液受熬而浓缩。

李京民：

是的，患者确实是好思虑之人，上班对工作认真负责，在家对丈夫儿子照顾无微不至，孩子去上学住校老是惦记。

滕晶：

齐教授把这则病案整体的过程流分析出来了。

齐向华：

治疗根据这几方面的轻重缓急选药就成了，因为阴虚，化痰药就不考虑了，郁结开了，阴液足了自然就自己吐出来了。

滕晶：

气滞—化火—伤阴。除了上述三点外，临床注意此时的基础病机和核心病机是什么，本病最关键的核心病机是气滞。多数情况下，基础病机是气机的变化，在这个层次产生了生热、化痰、入血等变化，当这些变化成为疾病发生的某一阶段的主要矛盾时，就成为核心病机。此时当以核心病机为治疗的重要靶点。但有的时候基础病机同时也是核心病机，攻破它，其他的变化不攻自破，如上面齐教授讲的滋阴行气后痰自化。例如：越鞠丸治六郁，只五味药，差一味治痰郁的药，气郁则湿聚痰生，若气机流畅，五郁得除，痰郁随之而解。香附开气郁，苍术燥湿郁，川芎调血郁，栀子解火郁，神曲消食郁，都是理气意，气畅则郁舒矣。疾病过程链上的关键扣是什么，组方以此为核心，兼顾其基础。

脉学的两个层面浅析

主讲人：王鹏

现实中的很多问题是一种哲学问题，可以分为形而上和形而下两个方面，脉象亦是如此，下面通过对两位老先生脉象的描述，跟大家探讨一下相关问题。

有一位老同志，体质是少阴质，低代谢。七十多岁，脉很清，脉形较细，管壁润滑，血质轻清，尺肤部位像绸缎一般润滑。这是当时老师的现场描述，摸上去也的确如此。脉象从里面透着安详，静静的跳动，很少有杂波，像有条有理地支配着身体的能量。但是由于当时所在场合或是思虑，仍然可以摸出一点刚的感觉，略紧。这是一个清的像一洼水、一块碧玉，一个力图要理解这个世界的老人。

下面这位是一个要力图改变世界的老人的脉象。某老，八旬高龄，脉象当中透发出力量。我们的指力逐渐加大，他的脉象却不受压力影响，让你很难压到底（这里解释一下，这不一定是高血压啊，不要误解了认为是洪大搏指）。你不用力去触摸，脉动不反抗。从这个脉象可以感受到指下的生命力，他对这个世界是不会轻易放弃的，他有能力去改变。

具体到摸脉技术有两方面内容：形而下，脉形方面的；形而上，脉意、脉势方面的。

对脉形方面，扣的越紧，对机体疾病的把握越细致。可以用脉晕点，可以用边脉，可以用升降支等等，找自己擅长的。说到脉形就必然会涉及脉象脏腑定位问题，其实这个问题至今仍没有定论，每本书里的定位都不尽相同，例如左肾右命，古代著作里面是有差异的，如《三指禅》讲："两边都是肾，命门在中间。"个人感觉这个定位问题还是模糊一点好，上竟上，下竟下，掌握大原则。

脉意和脉势方面就是一个高层次的问题了，这是大家对脉象的把握达到一定的层次和境界之后所逐渐体会出来的，它可以探索出患者内心的变化，挖掘人体深层次的问题。

脉象对临床的指导意义非常重要，我们要一步一步踏踏实实地前进，方能练就精湛的脉诊水平。

系统辨证脉学的诊脉模式

主讲人：王鹏

　　临床诊脉首辨什么？首辨虚实？脉率？脉势？齐向华教授脉象的临床体会则有两个心理加工过程，由整体到局部和由局部到整体，采用任一均可行。

　　学习脉诊不可急于诊出疾病，首先是问自己在脉诊中发现了什么。发现是进步的开始，这是一部给有发现和体会者的书。给盲人讲万紫千红，给聋子讲音乐动听，一切都是惘然。心理学认为人认识事物由自上而下和自下而上两个过程，不是过程，是模式。一是由整体到局部，如站在讲堂的老师首先看到全体同学的整体情况，然后可能落到一些关注的或熟悉的面孔上；二是由局部到整体，如一个到课堂找熟人的人，可能迅速找到自己要找的人，然后注意全班的整体状况。诊脉也是这两种加工模式。一般才开始学习应该由整体到局部地深入学习。整体脉象是疾病的病机或原因，而局部的往往是部位和病变性质（西医的）。熟练到一定程度就会在这两种模式中自由切换，一般要用中医理论做指导。不断思维和探察的切换才是脉诊娴熟的标志。

　　"系统辨证脉学"，主要是通过脉来辨病机病因治疗疾病的。就像狄仁杰破案，脉诊就是凭着客观特征破案。利用中医的整体观念，天人合一，病脉相应，证治统一，以达到脉药相合，脉穴相对。中医不可以再弄些虚玄的怪理论。一味高深，就令人敬而远之。但能够用中医的思维方法，借用一些现代的术语和理论更好。有人觉得脉法对西医来说还是玄的东西。脉学可不是玄学，若这样理解脉学就错了。你身上的脉动是玄而又玄的吗？肉长的东西也玄，就不对了。玄学要不就是不懂借"玄"的概念遮丑，要不就是不想让人看透。脉象是实在的，是客观的，是训练后具有功夫才能获得的征象。我从感觉神经生理、心理学的角度重新解读脉象特征，无非就是把感觉的机制搞清楚，并不断开发和深入，解决古代"口莫能辩"的弊端。用中医思维重新构建西医知识体系，会取得比周围同道更大的成绩。"秀才学医，笼里捉鸡"，中医思维不是古代的八股文和一些稀奇古怪的说教。

　　承认并接受"系统辨证脉学"体系的首先是西医，反而把头摇得像拨浪鼓样的是中医界同仁。在临床上，齐向华教授不但能说出病人的西医疾病而且可以把疾病的病根给他讲清楚。中医的病因病机是西医没法检查出来的，检查出的只是结果。病人自己自然知道一些原因，所以认同并服气。诊脉一半是为了治病，一半是为了把疾病过程认识清楚。当然有些病即便疾病过程认识清楚了也没法治。中风后遗症的病因病机都认识清楚了，谁能使其完全康复？这就另当别论了。

诊脉的顺序

主讲人：李京民

　　《辨证脉学》将传统脉象分化为 25 对脉象要素，也就是 50 个脉象要素。如此多的脉象要素如何在诊脉的过程中有条理性、不遗漏地进行信息采集，对于初学者来说是学习《辨证脉学》的一个关键问题，在此本人根据临床时的一点心得对诊脉的顺序进行初步整理、总结，希望对初学者能有所帮助。

　　诊脉的顺序是一个从整体到局部的过程，首先要在整体上把握脉的浮沉、迟数、寒热、凹凸、长短、粗细、强弱、曲直、上下，先在整体上对脉象有个大致的认识。其次是脉管壁要素，包括脉管壁的厚薄，刚柔。然后是血流要素，包括稀稠、疾缓、滑涩、进退、荣枯，这其中包含了脉势的一部分内容，是"系统辨证脉学"的精髓之一。再次是脉管与周围组织的关系，包括内外，敛散，动静，其中谐振波就属于动静的范畴，主要用于探查患者的心理状态与邪正盛衰。最后是诊完左右手脉之后对整体脉象进行对比，综合分析。

　　诊脉的过程应首先对脉象在整体上有个大概的认识，将大方向确立下来，比如气机的升降、出入，邪气的趋势等等，大方向对了用药才不至于背道而驰。然后是对脉象进行局部探查，其中包括"寸关尺的分部探查"和"血流的分层探查"，对不同的部位及血流层进行分别感知，感觉其中的差异性，采集的脉象要素通过单一感觉通道的开放进入大脑相应的感觉区域，在大脑中首先形成对脉象要素感觉的"短时记忆"，再与大脑中已经存在的"长时记忆"（即脉诊的知识、经验等等）相对照，最后通过对脉象信息的综合分析、判断总结出疾病发展的过程流，在源头上截断疾病的发展过程，从而真正地做到"辨证论治、未病先防、既病防变"的诊疗模式。

脉象的影响因素

主讲人：崔晓敏

一在校研究生就"系统辨证脉学"中的脉象的影响因素部分，以自己的视角结合临床浅谈自己的感想体会：

首先脉象的影响因素分别是机体的固有属性、功能状态、应激状态及其他不明因素。

所谓机体的固有属性，就是爹妈给的。我想，或者可以联想一下 DNA，这在孕育之初已然确定，故谓之固有属性。

下一个，机体的功能状态，这个就由后天因素决定了。就如同《离骚》曾有："纷吾既有此内美兮，又重之以修能。"窃以为，前半句就是先天，后半句就是后天。我觉得《辨证脉学》从"指下难明"到"脉证相应"中所给出的几种脉象极其令人受益，引用一下，与大家共享："长期承受的压力过大，则脉势刚；长期思虑过度，则脉为内曲；炎热环境则脉热，干燥环境则左尺部脉干。"类似的某状态对应某脉象，书中还有多处提及，话说我本人最喜欢这个，感觉很是实用，希望大家多多留意，以期能够早日应用于临床。

第三是应激状态。所谓应激状态，是生物学上的名词。指生物体在受到刺激之后，马上作出反应，以便适应这个变化的环境。这时候的状态，叫"应激状态"。应激状态是指出乎意料的紧张情况所引起的一种特殊的情绪状态。其表现是情绪紧张度的增高，主要状态特征是：精神紧张，交感神经过度兴奋，血液中肾上腺素流量过大，呼吸短促，血压上升，氧耗量增加，肌肉紧缩等。话说以前，我一直不明白为什么春胃微弦，看了这本书我可总算明白了。春令阳气初升，天人相应，阳气向外浮越，然寒气未尽除，故而气机仍有约束之象，所以脉位较浅，且端直而长。

最后一个，其他不明因素。世界啊，总有那么些个我们暂时还不能认知的，但不能因为自个儿不了解就否认其存在及其合理性。这些，想必令大家联想到了那些说中医是伪科学的。固有属性决定脉象的先天特征，功能状态决定脉象的后天变化，机体的应激状态使脉象产生应激性的改变。而诊脉就是要诊察脉象的先天特征和后天变化，辨明脉象的应激性改变，从而剔除影响诊断的干扰因素。正常人的脉象是什么样的？答案就是两个字：和谐。人吃五谷杂粮，周围不确定因素无数，不可能机体各部件都很平稳。但只要这些因素在体内和谐共处，我们就可以认为这个人是平人，他的脉是平脉。这就是审脉原则之一。

还有一个脉诊的小例子。话说，我们宿舍一姐们，天天晚上说梦话，然后就摸该姐姐的脉，发现左关就像是凭空陷下去一个坑，而且这坑的半径要远远大于脉管的半径。我就

辨证脉学 功夫沙龙 (一)
BIANZHENG MAIXUE GONGFU SHALONG

问她，你月经是不是挺少？回答是。右边的脉象也挺有意思从尺到寸，由弱变强。尺部可以说相当弱，寸部姑且认为比较强。而且变化均匀。我问她，你是不是爱闹头疼？她说是。右手的脉象包含的要素主要是，上，寸强尺弱，寸热尺寒，应该还有进多退少的要素存在。左手关脉的要素是沉、弱、凹。单单从右手的状态上，应该属于气机上逆。左手的关脉，单凭一个凹陷，不好推断真正的中医病机，还得继续挖掘。但是从右手的这种气机状态，这个女生，不光是月经不好，她下焦的整体功能都相对较弱。一老师听到我这种叙述，直接判断她月经刚过去一周左右，是运用尺部脉诊法，双尺的形态可以分析时间。这个脉，左关弱，肝血不足，大家都能分析到。气血不虚的人，行经过后，尺脉应该保持形态的。她这个很快就不足，故结合左关和尺脉就可以大致判断时间段了。

以上为一研究生的小见，内容不多，足可见其对中医脉诊有一定理解，态度值得中医在校生学习与思考。

病因脉象系统的小分析

主讲人：吴慧慧

《辨证脉学》关于病因的部分，引起一部分爱好者的兴趣，并对此进行了初步分析。

一般说，病因是藏于脉象之后引起脉象变化的原因之一。病因与体内正气相互作用推出病机。中医学对病因的分类主要依从"三因学说"：一，感受外邪（具体可参见《辨证脉学》第七章第二节"外感六淫脉象系统"）；二，内伤情志、饮食、劳倦、久病；三，跌打损伤及虫兽所伤等。本书作者根据多年临床将病因划分为以下几个层次。

1. 始动病因和持续病因

始动病因：发病即消失，如感受寒邪迅速入里化热的"阳明经证"（阳明经证临床表现为身热大汗，大渴引饮，面赤心烦，舌红苔黄而干，脉洪大或滑数。病因为邪入阳明，燥热亢盛，热迫液泄，热扰心神。治以清热生津），对临床意义较小。

持续病因：诱导发生与维持发展，如肝气郁结，化生火热导致的头痛、失眠，肝气郁结始终发挥作用。

始动病因往往由患者直接提供，可以看成主观感受，若忽视脉象的客观作用，就容易被误导。举一病案加深分析。

痞证案

韩某，女，70岁。2010年10月22日初诊。

主诉：胃胀、泛酸半月。

现病史：胃胀泛酸，恶心欲吐，伴胸闷气短，盗汗，头昏，无头晕头痛。便秘，小便调。

既往史：冠心病史30年，高血压病史1年。

舌象：舌暗红，苔薄。

脉象：局部脉：左寸沉；左关浮，敛，深层血流点状凸（甲状腺占位）；左尺浮、敛。左三部脉整体高、略强。右寸沉；右关浮，浅层血流凸（乳腺增生病史）；右尺沉。右三部整体脉略高、敛。

整体脉：滑、动、稠、脉中无数细线。

书中分析：患者左关尺"敛"，表示平时个性谨慎，对事情比较在意；左寸"沉"表示有情志郁怒史，生气时不得发泄致气机郁结；左关、尺"浮"表示肝郁气滞，并化火注于下焦；左三部脉整体高、略强，表示肝气郁结，气机结滞，用许跃远脉法评定为胃部胀气（参照许跃远老师脉法）。右寸、尺"沉"表示患者性格沉静，右关"浮"是肝木乘脾，肠道胀气；右侧整体脉略高、敛，也是肝气郁结，胃肠胀气。"敛"是患者平时相对孤独，所获得心理支持少。整体脉象的"动"是一种迟涩的麻涩感，为肝气郁结脉象。"滑"、"稠"、"脉中拉丝"是肝郁气滞，阻碍水液正常代谢，致痰浊内生。左、右手关脉的"凸"表示气机郁滞，痰瘀互结，停积在甲状腺和乳腺。结合脉象特征所有内容，可以发现患者的个性因素、心理经历及肝气郁结，肝郁乘克脾胃，肝郁化火下注，气滞水停，气血痰交阻的不同病机层面。

诊断：瘿证。

病机：肝气郁结，痰浊阻痹。

治法：疏肝解郁，活血化瘀。

处方：苏梗 20g　香附 15g　苍术 20g　桔梗 12g　枳壳 15g　陈皮 12g　半夏 9g　厚朴 15g　白芍 30g　当归 15g　浙贝 12g　甘草 9g

这个病案首先从它的病因常规来看可以说是"三因学说"的第二类，即内伤情志、饮食、劳倦、久病；其次属于病因中的两个层次：第一层次为持续病因（肝气郁结始终发挥作用），第二层次为显性病因和潜在病因中的潜在病因（患者是因为胃胀泛酸、恶心欲吐来就诊，没有单纯地按照脾胃病来治疗，而是通过脉象得出潜在病因——肝气郁结，它才是整个疾病过程中真正的负责者）。

2. 显性病因和潜在病因

显性病因：已被患者认定，如感受风寒引起恶寒发热，咳嗽。

潜在病因：致病力度蓄积一定程度，独立爆发致病；等待时机发病。

3. 借助诱因触发疾病

"伏邪"，"冬伤于寒，春必温病"。如有感受外邪后咳嗽的患者，应用解表祛邪药物无效，通过脉象评定后发现有肝气郁结史，故咳嗽是外邪的诱导，触发肝木侮金的病理过程，外感为显性，肝郁为潜在。所以说脉象在此作用可见一斑。

个人觉得始动病因和显性病因是主观感受，持续病因和潜在病因是客观存在。辨证脉象的一个意义就是让大家不要掉进单纯望、闻、问的"陷阱"，强调主观而忽视脉证所表征的客观存在。脉象其实就是一个测谎仪。相信刚跟导师门诊的同学们会有跟我一样的经历，就是在刚开始写病历时，明明你是按照病患诉说所记录，而在病患到老师那里就诊时，老师一试脉，一询问，就会出现与病历不符的情况。起初就会很生气，为什么就诊写病历时不说实话，那怎么看病？后来看到靠脉象的指引能救治那么多病患，就更坚信脉诊的重要性。

不管怎样，"脉象在那里摆着"。学好脉诊，对于中医临床应该是如虎添翼。

辨证脉学 BIANZHENG MAIXUE GONGFU SHALONG 功夫沙龙 (一)

脉象对临床症状的诊断指导作用

主讲人：李晗

　　取象比类是中医的精髓之一，中医四诊中的脉诊更是通过诊者获取脉中的信息进行比类取象来解释和诊断疾病的。今天我和大家一起谈谈脉象对临床症状的诊断指导作用，提出个人的一点读书体会和认识，期待大家的热烈讨论。

　　首先从《王氏医存》谈起。《王氏医存》中有这样一段论述："气痛脉，两关沉细而数，正痛则促矣，甚则弦紧。其异于他证者，有时痛止则但沉细也。此多有热，故痛有时止。血痛脉，两关沉涩无力而迟，正痛则细，甚则细结，痛减则迟缓而仍结。此皆寒证也……目痛者，鱼际细数；耳痛者，鱼际洪虚；疟疾，两关皆弦。左寸结，膻跳痛；右寸结，胸痛。左关沉，怒气，沉而结，左胁痛；右关沉，食积，沉而结，右腹痛；两关沉结，脐腹痛。左尺结，小便痛；右尺结，肛痛。六脉结而弦，怔忡。尺弦结而下尺泽，腿足痛。又寸脉沉而横，胸腹旁横亘通。右寸弦紧，胸痛；右关弦紧，胃痛；尺弦紧，少腹痛。横与弦紧，皆有块之脉也……杂病左关浮结细紧，背胛痛；右关浮结细紧，胸腹痛；左全浮结，大背不舒；右全浮结，大腹不畅……右寸细迟而略结者，苟无胸痛之症，必作半截呃，不能作长呃也，即噎食之初起。"

孤立的症状是疾病的个别现象，并不能反映疾病和证候的本质，也就不能作为临床诊断和治疗的依据。但是在临床上，对患者症状的解除是患者最关心的事情，在解除病因的同时，注意对症状的处理也是非常重要的。最近拜读现代微观脉象大家许跃远老师的书，书中有不少这方面的论述。比如脉弦、左右关脉沉，力如蚕豆，多为肝硬化、肝脾肿大，其中许跃远老师认为这个脉晕点是气团状的。再比如说，一摸只要是脉气上升，就可以找这几个症状：呕吐感，头痛，脉气集越等。

下面是主讲人讲课过程中同道的提问，选取部分作为探讨：

崔晓敏：

您刚才说症状的解除是患者最关心的，这点我特认同，患者往往关心症状是否消失，以此判断自个是否康复，不过咱们是针对病因了。

李晗：

他们常常不管体内的致病因素是不是消除，仅凭症状来判断疗效。

崔晓敏：

而且通过大夫是否能通过脉诊说准他的症状来判断医生

靠谱与否。

李晗：

所以说点儿让他们一上来就信服的东西挺有意义的。

崔晓敏：

这是我特别想学好脉诊的动力。

王鹏：

找到这一段挺有意思的。几乎要一一对应了。正痛则促矣，甚则弦紧，这是对的。疼痛脉弦，脉紧，再厉害就数，很好啊。

也谈脉象之"阴阳"

——读《辨证脉学》中"阴阳偏胜"部分有感

主讲人：付文清

中医特色之一是辨证论治，我们需要辨的东西有很多，比如阴阳、体质、致病因素、病机、症状等等。其中阴阳是中医诊疾辨证的总纲，无论望闻问切，都当以辨别阴阳为首务，为治疗提供原则性指导。"察色按脉，先别阴阳。"阴平阳秘为平人之脉，一旦阴阳双方失衡就会导致阴阳失调，这是疾病的基本病机之一。最近拜读齐教授书中的"阴阳偏胜"部分，今天就以这部分内容与大家探讨一下。阴阳首看的是疾病性质和体质的阴阳属性，也就是病的阴阳和体质的阴阳，我是这么理解的。最近看的阴阳偏胜，感觉对比一下理解起来比较容易，所以今天把他们对比的列出来，和大家一起学习。

1. 阴阳偏胜

(1) 阳偏胜

病因：邪气性质＋阳热体质。

机体特点：热、动、燥。

主要脉象特征：热。

常见脉象：洪、长、实。

病机层次：阳热弛长，煎熬津液成痰，伤耗阴液。

整体脉象要素：热、长、驶、疾、数、强、粗、来疾去徐、进多退少、动。

演化脉象要素：滑、涩、枯。

整体特点：热、动、燥。

主要脉象特征：热。

（2）阴偏胜

病因：邪气性质＋寒凉体质。

机体特点：寒、静、湿。

主要脉象特征：寒、敛。

常见脉象：紧、弦、实。

病机层次：寒邪盘踞，阳气受伤，化生痰湿。

整体脉象要素：寒、静、短、迟、细、刚、缓、怠。

演化脉象要素：滑、涩。

2. 阴阳偏胜的体质对比

阳胜之体多从热化，阴虚体质邪多从阴化寒、化湿。

（1）阳偏胜

温热、燥热邪气作用与阳气偏胜的体质，可以出现热证。寒邪作用与阳气偏胜的体质，也可以转化成热证。最明显的症状就是喜冷喜寒，多穿一件衣服便燥热出汗，爱喝水，爱喝绿茶，爱吹风，喜空调，爱吃冷饮，口苦，尿黄赤，烦躁易怒、便秘，口咽干燥，目赤，发热，胁痛，失眠，脉搏多有些快（100次/分以上），舌红苔黄，面色发红，不爱睡觉，体味有些重。妇女月经多提前，量大色深。

（2）阴偏胜

感觉似乎不如阳偏胜的多。最明显的症状应该是全身有湿冷感，喜温恶寒，严重时，四肢湿冷感尤甚，伴头部、胸腹、肢体关节疼痛，咳喘痰盛，呕吐清涎，心悸气短，有水肿，大便溏泻。

体质在疾病的诊断过程中作用巨大，例如在六经病中，伤寒少阴病就有寒化和热化之别，治疗迥异，其根本原因就是体质的差异。

3. 病例

以前在书中看到过的一个病例：

某女，18岁，症状为满脸痤疮，还有经久不愈的咽喉疼痛。曾找过许多中医看过，都说是上火所致。处方全是苦寒祛火之品，先后服用龙胆泻肝丸（泻肝火）、导赤丹（泻心火）、西黄清醒丸（祛肺胃之火）、牛黄解毒丸（祛心胃之火）、知柏地黄丸（泻胃肾之火）、连翘败毒丸（清热解毒）。而其脉搏每分钟只有56次，且舌淡苔白，是典型的虚寒体质。专家问她平日的饮食偏好，她说最爱吃姜，不爱喝水，更不敢吃凉的，还非常怕冷。于是让她服用附子理中丸，一次两丸，一日三次，连服一周。小女孩复诊时说，附子理中丸非常好吃，又甜又辣（其实这药我觉得非常难吃），咽下喉咙时咽部的不适减轻了，然后觉得肚子里暖暖的，非常舒服，脸上的痤疮也明显小下去。

上面的病例就是说明辨清阴阳的重要。

4. 阴阳偏胜的具体特征

下面具体解释阳偏胜的热、动、燥和阴偏胜的寒、静、湿的特征。

热：感受热邪或素体阳热内胜，机体代谢增加，脉搏透发出热辐射。

动：热邪鼓动，血管壁受激荡而谐振波增加。

燥：阳热蕴结，血液激荡。

寒：阳气受损，温煦机体功能不足，血液寒凉。老师常说一搭手感觉病人在吸取你的热量，感觉这种人整个身体也会透发这种凉意。

静：阴气偏重，谐振波减少，感觉很沉静，不急不躁不乱。

湿：阳气不足，水湿停聚化痰而湿。

另外，阳偏胜和阴偏胜中都有滑、涩、实等之类看似相同的脉象要素，但因为病邪与体质的不同，多少也是有差异的。以"滑"为例。

阳偏胜的"滑"。《脉经》："寸口脉滑，阳实。""关脉滑，胃中有热；滑为热实，以气满……"热邪蕴于体内，煎灼津液成痰，痰浊内生则脉滑。

阴偏胜的"滑"。《脉诀》："关滑胃寒，尺滑脐似冰。"阳气不足，温化水津不利，水湿停聚化痰生饮，则脉滑。

既然阴阳偏胜都可以导致脉滑，大家又是如何区分的呢？

下面是大家的讨论：

芳芳：

稀稠也可辨。

王鹏：

滑脉的脉管可以透出寒热属性。

微笑：

我觉得寒热对阴阳的辨证很重要。

王鹏：

寒饮和热痰，脉不会相同的。

"形意"角度的脉象分层理解

主讲人：周雪颖

　　真正懂脉象了，临床工作中就像长了明亮的眼睛，能够洞察一切。学习别人的经验和总结是捷径，但最重要的是要有自己的思想。

　　德国著名物理学家海森堡所说的"我们所观察的不是自然本身，而是由我们用来探索问题的方法所揭示的自然。"古人和今人都分别以其独特的脉诊技法在脉象信息的识别和表征意义的判断分析上做出了巨大的贡献，探索出脉象信息的提取和判断、分析和推理的新方法，是发展中医脉学的必由之路。就此谈下体会。

　　诊脉时应该客观和主观结合。客观就是形，也就是说客观的形状；主观就是意，从脉象中提取出来。从"形意"的角度来思考，如果将海森堡的这句话带入到脉象中，就是"我们所观察的不是脉象本身，而是由我们来探索问题的方法所揭示的脉象"。在脉象中"探索问题的方法"就可以理解成不同的思维方式。一直以来，我们都曾对指下的脉搏有一个主观的理解。通过脉搏在指下的感觉，就会在意识中形成一个映像，就形成了一个"波"的形象概念。就像大家在和别人讨论脉象时，会在纸上用形象的线条来表示这种"波"的成像，时间长了，自己就会形成一个脉搏波的信息在脑海中，结合主观与客观，抽象与意识去了解脉象。

从脉象的形态发生学来看，把脉管从我们手臂上游离抽象出来，当血流来时压迫脉管壁会形成一个什么样的状态呢？做一个矢状位的图来说明如下：

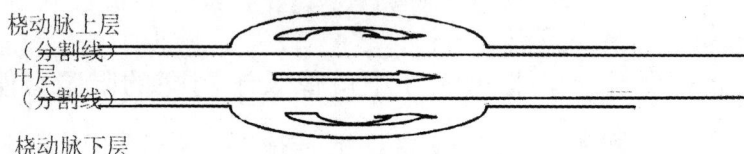

桡动脉上层
（分割线）
中层
（分割线）
桡动脉下层

图14　血流来时压迫脉管壁矢状位

可以将脉管分成三部分：桡动脉上部为上层，桡动脉中部为中层，桡动脉下部为下层。脉诊中应着重体会的是中下层的波。从流体动力学来看，上层波是先往上走而后下行的，中层往前走，下层就很明显是往下行之后再上行了。"系统辨证脉学"关键是在"系统"这两个字上。三层波都在这整个脉象系统中，当我们在感受上层信息时应充分考虑到中下层波对上层波的影响。之前曾有学者提到说寒热，是放到血流中的，要善于体会动态的流动，只有压到中层和深层才好真正体会寒热，不被皮肤的温度所干扰。这里说的就是很多时候需要探求脉搏深层的信息的一个表现。诊脉时，浮取时感受的是上层信息，中取达到中层波，在沉取时感受到的就是下层吗？因为下层的波是向下、深部走的，上层波的上面为皮肤，而下层波的下面是筋骨。我觉得有时在左右寻脉时，也只是浮留于上层面。如图 15 所示。就比如一个球体，只是探求到这个脉搏球体的上半部分的信息一样。我感觉在诊脉时常常会被手下感觉所迷惑，造成一种错觉。

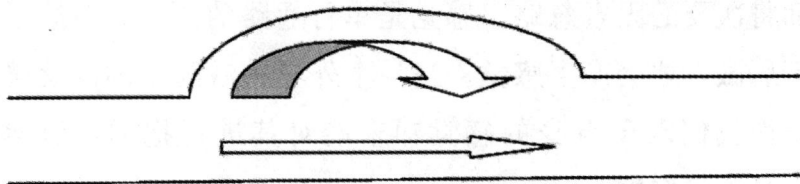

图 15　寻脉浮留于上层面示意图

　　就像这样的感觉，常常忽略了下层的波，其实下层也是很重要的，也是整体的一部分。有点像脉的根一样，但是如何取得，总是觉得无从下手。谐振的分层和血流的分层都是为了更加细致地获取信息。对于"下层"信息的提取要沉取，当我们沉取时，可以将"上层"、"中层"的信息暂时地屏蔽，进入"下层"的范围。对于浮于"下层"表面的信息却因脉管的解剖位置无法提取，是否可以体会"下层"的血流情况，要做的就是训练自己的指感。有时需要开发大脑的"情景记忆系统"，可是当我们开发后，大多都停留在"机械的情景记忆系统"。为何这么说呢？一般我们去认识事物的思维是很有趣的，我们潜意识里最容易注意到的是对自己冲击大的刺激（良性与恶性），这些极致的情绪会令我们记忆深刻。而在切脉时，首先得到的是上层的印象，因此都惯常于对这种印象进行深入地研究与探讨，并且建立了"情景记忆系统"。其实还有一个脉搏信息（下层），被掩盖。所以要灵活运用"情景记忆系统"，比如把在上层循切到谐振波的功夫用到其他脉层位上。将占主流的上层的上冲搏段进行"屏蔽"，体会下层的下降支的感觉，不因外在主因刺激的影响而将次要的因素忽略。感觉是单行通路的，只有对感受器进行刺激，才会产生感觉。当一个外界刺激因素的的确确存在，而我们限于自身的感觉却未能对其进行把握，贸然否定，是不可取的。

其次就是通过下层中血流冲击筋骨后所产生的反冲震动来间接获取下层波的信息。

临床中过于重视上层信息而忽略中下层信息不是没有过。但实际操作中的体会顺序还是从表及里比较好。因为一搭手就体会中下层的话必然指力较重，会对上层信息的提取产生更多的干扰。就像老师说，初学者先把自己放空，然后去感觉指下的脉搏告诉我们什么！只要学会了转换思路，脉诊就一定能学会。目前的脉诊高手的理论都是独立的原创性的发现。

关于运指候脉的一点个人小见解

主讲人：谭思媛

　　运指候脉历来是初学者学习脉诊的基本方法，也是中医医生临床应用脉诊的基本功，可以说运用手指的规范与否直接可以影响疾病的准确诊断。所以今天在群里与大家分享下我的个人见解，并期待各位中医爱好者的热烈讨论。

　　咱们讨论之前，我先提一个问题："有病不治常得中医"，怎么理解？这句话出自《汉书·艺文志》。综合各位的讨论，我总结其含义主要有两种说法：其一为中等水平的医生，其二为符合医理。这句话的意思是说，有了病与其被庸医误治，不如不治疗，不治反相当于一个中等水平的医生，或者说，不治反而常能符合医理（一般倾向于第一种释义）。所以说，我们治病也好，读书也好，必须谨慎、用功、仔细，避免沦为一名庸医。因此，我们要夯实基础，练好基本功，学好脉诊，才能得心应手。

　　脉诊，作为中医四诊之一，被称作"切而知之谓之巧"，运指候脉虽是基本功，但也是检验一位临床大夫的试金石。

我今天之所以跟大家分享"运指候脉"，主要是读到齐教授《辨证脉学》一书时若有所悟，才拿来与大家讨论，以下这些内容摘自齐教授的著作《辨证脉学》。布指完成后，运用手指的感觉功能进行多层次、多部位和多点位的脉象搜寻，以获得最大信息量，即运指候脉。主要包含以下几种方法。

（1）举法

适用于体表、空腔脏器、心理脉象及阳气浮越状态的诊察。新来的同胞可能对心理脉象有些疑惑。所谓心理脉象，就是人的心理状态反映到了脉象上，像惊悸、思虑、焦虑等等。

（2）按法

适用于部分实体脏器和脉象整体成分改变的诊察。按法可以通过脉象特征出现的不同血流层次进行疾病定位。

（3）寻法

主要用于体会脉外附脉（附脉是指随着桡动脉的搏动出现在脉管之外时隐时现的搏动，还有一个诗意的说法，附脉是脉动能量传递过程受阻所产生的浪花）、尺桡两侧的血管壁、血管壁与周围组织关系、三部中独脉的显现等。

（4）循法

循法是用指目沿脉道的轴向上下指指相移的诊脉法，以体会脉动应指范围的上下、长短和脉搏来势的虚实、脉管的曲直、血流的进退以及上下超出传统脉诊部位所出现的脉象特征。

（5）推法

主要是左右内外微微推动，用以体察脉管壁及周围组织中的形态学改变。

（6）总按

主要用于体会脉象的整体特征，如脉率、脉律、刚柔、曲直、上下、内外、稀稠、滑涩和血管壁与周围组织关系等。

（7）单诊

主要用于分别了解寸、关、尺三部，浮、中、沉九候的各种特征，属古人"三部九候"的范畴，以体会三部中显现出的独有的脉诊信息。

目前，还有一种微观脉法，我对此不是很了解啊，就不为大家介绍了，大家感兴趣的话，可以看看金氏脉学和许氏脉法，欢迎有兴趣的同道来讲解下个人观点。

我在读书中，看到按法中讲到此类方法可以用于"脉象整体成分改变的诊察"，很是纳闷，什么是脉象整体成分呢？其中王鹏老师给予的回答还是可以借鉴的，故附于后面，大家可以参考。

下面是主讲人讲课过程中同道的提问，选取部分作为探讨：

玉麒麟（王建鑫）：

有病不治常得中医，意思应该是，有的病没办法治疗了，就要自我调整，让它慢慢恢复。胜过乱吃药，越治越坏。

王鹏：

好吧。我来说说，咱上医古文的时候不就说清了吗？有病的时候，不去乱治疗，有时恰恰符合了疾病本身的规律。

玉麒麟（王建鑫）：

现在很多病，是被医生误治，越来越重，最后病人失去信心，成为不治之症的。

王鹏：

被放、化疗打得爬不起来，被手术拉得爬不起来就会悟到这句话了。

崔晓敏：

什么是脉象整体成分呢？

王鹏：

人体浮中沉，对应着内脏的位置。试想，人平躺着时内脏在哪？大多是在中下层吧。故而脉气的反应点也大多出现在中层，或下层。感受脉象的整体特征，只浮取肯定不行啊。

崔晓敏：

那么脉象整体成分又该怎么理解呢？

王鹏：

寸口脉的三部九候，已经把人体整体成分按比例缩小进寸口了。从原理上讲，这个全息很完整。我们只需按图索骥，持续去摸，只要功夫到，就会找到的。

高血压脉象

主讲人：王鹏

随着生活节奏的加快，人们的生存压力越来越大，高血压已然成为一种高发病，并向年轻化发展。记得有一年，在济南市中医院内分泌科实践时，有一个高年资大夫谈高血压的脉象时说了一句："高血压的脉肯定不一样。"接着她用手比划着描绘脉感，我当时心里一动。显然，她虽未做过系统整理，但早就注意到这一现象了。看来临床上对高血压脉象有体会的人大有人在。那临床高血压的脉象表现是什么样呢？咱们从头道来。

1. 什么是高血压

"血压"的医学含义是指血液在血管内流动时对血管壁产生的压力，随着心动周期相应有"收缩压"和"舒张压"。若要直接测量这一压力，只有在手术中以及必须对特殊病人进行"有创血压"监测时才能实现。平时所说的"血压"，通常是指在上臂肱动脉处测得的体表动脉压，称为"无创血压"，实际是间接测量，只是由于借助仪表比较精确罢了。18世纪初，英国医生哈尔斯将玻璃管与一根铜管的一端连接，将铜管的另一端插入马腿部动脉内，使玻璃管垂直，马动脉血管的血顺着玻璃管上升，这样就测出马的血压，这是世界上第一次血压测量。到了1896年，意大利人里瓦罗克西经过深入研究，改制成一种不破坏血管的血压计，由袖带、压力表和气球三部分组成，测量血压时，将袖带缠绕在手臂上部，挤压气球，然后观察压力表跳动的高度，来推测血压的数值。这种方法方便安全得多，但只能测量动脉收缩压，而且也只是推测值。又过了大约十年，俄国科学家柯罗特柯夫发现了在体表对应处能听到动脉内血流冲击血管壁产生的脉动音，为纪念他，把这种声音称为"柯氏音"。他用可加压袖带锁闭肱动脉血流，然后缓慢释放袖带内压力，当此外压力与血管内的"收缩压"相同或略低时，开始有动脉血流，用听诊器监听到此时的"柯氏音"并同时观测到此时的袖带压力值，就可测出相对应的"收缩压"，接着水银柱下降，到脉搏跳动声音变弱时，此时水银柱所在的高度就是"舒张压"，这就是已有100多年历史的"听诊法"——汞柱式血压计的测量原理。

从这个原理可以看出，阻断与开放血流时造成血液涡流引起血流动力学改变所产生的振动足以对脉象指感产生影响，从而使得以脉象诊断高血压在理论上成为可能，在技术上提供了切入点。

临床对高血压的分类方法是按照血压水平分为三级：1

级、2级、3级。按照危险度分为四组：低危、中危、高危、很高危。我们的体会是高血压脉象属压力脉动。研究高血压脉象还是以高血压血流动力学分型较好，即：高动力高输出量型、收缩压与舒张压均增高、单纯收缩期高血压、高阻力型、单纯舒张期高血压、混合型。

2. 高血压的脉象表现

中医学对高血压的认识体现在中风、头痛、眩晕等疾病的诊断治疗中，认为高血压病脏腑归属是中医的"肝"脏病范畴，在中医临床上常用"弦脉"概括高血压脉象，把高血压归类于中医学的肝阳上亢、肝风内动等范畴。

据现有的资料显示，中医较早的关于高血压的明确记载是张锡纯提出来的，在《医学衷中参西录》镇肝熄风汤条目下。张氏论述如下："治内中风证（一名类中风，即西人所谓脑充血证），其脉弦长有力（即西医所谓血压过高）。"方选镇肝熄风汤或建瓴汤。张锡纯书中医案还有对高血压脉象的描述：脉象大而且硬或弦长有力；脉象实而有力；脉象洪实；脉象弦硬而长，左部尤甚；两手脉皆弦硬；左脉弦硬而大，有外越欲散之势；左部洪长有力；脉象弦长左部尤重按有力；左部弦长，右部洪长，皆重按甚实等等。

张山雷对高血压脉象有深刻的认识。在《中风斠诠·卷第二·内风暴动之脉因证治》中专列"脉法总论"系统讲述高血压及其引起的脑血管疾病的中医病理和脉象表现，他认为水亏木动，火炽风生，气血上奔，痰涎壅盛导致"血冲脑经"是中风病的病机所在，指出"弦劲、滑大、浮数、浑浊，甚至上溢入鱼、促击、促数搏指、虚大散乱等"都是高血压脉象表现。

清·罗美《古今名医汇粹·卷二·脉要集》谈到《内经》脉要时曾指出一个"搏脉"，后世脉书少有论述，他说"搏坚之脉，皆肝邪盛也，五脏皆畏之"，"搏之微，邪亦微，搏之甚，则几于真脏矣"，"搏，过于有力也，此为肝实"。从形态学和中医病机上论述了高血压脉象。

综上所述，依靠"弦"这个单一脉象特征诊断高血压是不完整的，必须加入更多的特征综合评价。高血压脉象临床表现中能够找到洪脉、大脉、牢脉、实脉等传统二十八脉的影子。我们更倾向于以坚搏、弦数而紧、数而紧、数而有力、僵直而硬等复合脉象来表征高血压脉象。

3. 高血压脉象的意义

（1）高血压脉象研究是中医学理论与现代医学科学结合的良好接合点

高血压的病因是综合而复杂的，遗传，膳食，肥胖，肾素－血管紧张素系统、中枢神经和交感神经系统、血管内皮功能异常等因素都可以导致发病。高血压流行的一般规律表明，经济落后的未开化地区很少有高血压，经济文化越发达，人均血压水平越高。这表明高血压疾病的社会心理因素是重要的一个环节。反复的过度紧张与精神刺激导致大脑皮层兴奋与抑制失调，皮质下血管运动中枢失去平衡，肾上腺能活性增加，使节后交感神经释放去甲肾上腺素增多，引起外周血管阻力增大而血压升高。这样患者在表现为高血压脉象的同时往往携带多种脉象信息，例如体质脉象、心理脉象成分等，使同病异治为高血压中医辨证论治提供参考。

高血压病也是一种遗传病，有很多年轻人的脉象中带着高血压潜质的表现，显示他的血压水平在缓慢增长，这正是中医脉象对于高血压病的独特意义。我们常告诫有这种脉象的人，及早注意，趁着机体还有自我调节能力积极干预，否则一旦突破界限，再想降下来不容易。

高血压脉学的研究有利于将血流动力学改变纳入从中医学理论体系揭示疾病本质，例如，弦劲之脉高动力高输出，表明肝风内动，气升火升；浮数代表阳越失藏；滑大代表痰阻气机；浅表而硬的脉象往往伴有血管的硬化；沉滞而模糊表明血管阻力增加，属于阳热内闭等。

（2）利于健康普查与保健，指导用药

以脉象诊断高血压的方法方便快捷，对于不具备条件的急症，可以很快判断其血压情况为救治提供信息。脉象可以明确区分"单纯性诊所高血压"，优于动态血压监测（AB-PM），能够综合评判患者的血压波动情况。很多高血压患者，依靠药物把血压水平降下来，测血压是正常的，但从脉象的表现来说远非如此，脉气的激荡或抑制明显说明是药物的力量在发挥作用。这说明中医的脉象可以用来指导高血压的药物治疗，评价措施是否到位，所选药物是否合适，用量是否恰如其分等。根据我们的临床体会，脉象指导用药治疗高血压较之于西医采用公斤体重的换算方法用药有一定优越性。

　　最后要说明的是这里所讲述的中医高血压脉象只是一个初步讨论，并不等同于西医高血压病诊断。对于高血压脉象的探索，我们还有很长的路要走。

慢性疲劳综合征脉象特征

主讲人：李晗

今天和大家一起讨论下慢性疲劳综合征的脉象特征。慢性疲劳综合征，又称雅痞症、慢性伯基特淋巴瘤病毒（EBV）、慢性类单核白细胞增多症等等，是一种持续及反复发作的身体疲劳症状。其表现有：长期极度疲劳，包括脑力疲劳及体力疲劳，患者经常有睡眠不足的感觉，即使长期卧床休息也未能舒缓疲惫，体力也会不断下降，运动量只及平时一半，患者还会出现难以集中精神、记忆力变差、关节及肌肉痛和淋巴结肿大等问题，症状可以持续半年或以上，但不少患者的身体检查及验血结果多属正常，长时间也未能找出引致疲劳的原因。由于生活节奏的加快，各种压力的增大，不少人由于持久地工作、学习强度大和不善于劳逸结合等原因，导致身心疲劳，生活和工作缺乏动力，进取心减退，记忆力下降，注意力不集中等精神心理及躯体方面的异常，属于现代医学的"慢性疲劳综合征"。

慢疲劳的人整体脉象软散，其状态分为两种，一是意存在，心有余而力不足者，在峰顶持续时间短，很快进入下降支；二是心力疲惫，起搏之势怠缓，整体脉搏波波峰不至，来缓去缓，峰顶低平圆钝，右脉的表层弥漫着一种酸酸的感觉。有偏形体的，有偏心理的，患者存在不同情况，重在起搏、来去、至与不至，波峰这几点的体会。

慢性疲劳综合征不应当仅仅包括形劳和神劳，还应该包括房劳。慢性疲劳综合征是有个过程的，刚开始只是心劲过强，心功能应激性增强，是机体代偿的反应；中期，心功能应激性减弱；后期，失代偿，所以病情加重。这里的代偿与失代偿，与西医学中心功能的代偿与失代偿不同。就局部脉象而言，在疾病初期，脉搏起始点凸、刚、强、热，之后随着脉的上升直至顶端，脉细、弱、柔、缓、热的辐射感减少，但是不到凉的程度；在疾病中期，脉的起搏点凸、粗、刚、弱、热的辐射感减轻，上升支至顶端如前，程度加重；在疾病末期，起搏点的粗散无力。在整体脉象上，随着慢疲劳的原因而有所不同。形体疲劳和脑力疲劳导致的慢疲劳，在慢疲劳的脉象特征方面是一致的，但是因为导致疲劳的原因不一样，所以，伴随出现的或者背景脉象存在形劳和神劳的区别：形劳的脉象系统，关键在于浮、粗、缓，然后根据形伤时间的推进，整个系统的脉象要素出现或多或少的变化。神伤的系统关键在于怠。但是，无论形伤还是神伤，最终伤的都是气血。首先影响气的运行，其次伤气的量、血的运行，最后伤气血的量与运行，导致气血两虚。

　　总之，随着社会的进步，人们压力的增加，慢性疲劳综合征的人群日趋上升。只要做到劳逸结合、怡情易性才能保持身心健康。

"系统辨证脉学"火热充盛脉象之浮沉辨

讨论组：滕晶、王鹏、刘向华

学习"系统辨证脉学"让我的辨证思路很清晰，让我对学习中医又有了进一步的认识。同时在学习的过程中也有很多疑惑。今天提出其中的一个问题请各位思考，在"系统辨证脉学"中，有浮沉的脉象要素，书中的病机脉象系统中的火热充盛脉象既可以是浮，也可以是沉，临床上应该怎么具体区别呢？

浮脉是指脉位表浅，而沉脉是指脉位深下。浮沉表征的意义既不是病邪之地也不是正气之所，而是气机的运行趋势、邪正交争的部位。一般来说，邪正交争在表，或者阳虚不摄，气郁化火外发等，一切气机运动的出有余都是浮脉；反之阳虚无力外出，各种性质的邪气闭塞阳气不得外出等都是沉脉。浮沉与疾病寒热的性质无关，与机体的阴阳盛衰无关。所以火热冲盛脉象既可以浮也可以沉。

另外，值得一提的是寒证、热证，最关键也是最唯一的辨别要素即寒热，寒热用温度觉的单一感觉通道去感受。在寒证和热证的脉象系统里，其他的脉象要素是在体质、个性和病因的基础上发展演变而来，然后综合考虑，辨明寒热的部位、性质分属，最终得出寒热证的因、机、位、行。

下面是主讲人讲课过程中同道的提问，选取部分作为探讨：

滕晶：

知道了为何热可以是浮，也可以是沉，如何用药呢？请大家思考，浮位的热，和郁闭在内沉位的热，治疗的原则或方法有何不同？

王鹏：

为初学者问齐教授一个问题：从书中可以看出传统脉学的土壤滋养了系统辨证脉学。那么当初您学脉时，有没有对着书本摸 28 脉的过程呢？而是另辟蹊径，从医案中体会脉象了。

齐向华：

我是中医生当然和一般学生是一样的过程，只是始终没进门，通过学习《素问·脉要精微论》（有文章）、周学海的书等，开化了。最后得益于我从事神经科临床，懂神经生理。

王鹏：

总结一下齐教授指引的脉学入门之路。答案之一，齐教授参悟《素问·脉要精微论》开启整体脉诊学习法门；答案之二，善于结合新知识，新学说。还要懂得从现象看到本质。

现场答疑及对"火从窍发"的认识

讨论组：滕晶、齐向华、崔晓敏

今天齐教授和滕教授难得有时间同时在场，各位同道对学习中遇到的疑惑向两位教授提出了问题，以下是部分齐教授和滕教授对同道提问的解答：

崔晓敏：

请教各位老师几个问题，比如说这个边脉，什么叫边脉呢？我就挺琢磨不明白。是脉体边缘的异化，还是又多出来一根啊？

滕晶：

是脉管边缘局限的张力增高，多一根是附脉。

齐向华：

附脉不是多出一条血管，是附加了一个与血管跳动同步的线状振动。

崔晓敏：

那边脉算是附脉的一种吗？还是它们其实是分属两个不同的体系的？

滕晶：

边脉和附脉是两种不同的现象，边脉是原脉脉管边缘张力增高，就好像传统脉象的弦脉似的，是局部的，附脉是随着原脉的搏动，在原脉的脉管外出现的谐振随之搏动。

崔晓敏：

气为橐籥，血为波澜，这句话又怎么理解啊？

滕晶：

反映了气血的关系，气动血静。

齐向华：

气为橐籥，血为波澜。鼓风机和水的波浪的古语。

滕晶：

血动因气，所以气为鼓风机。

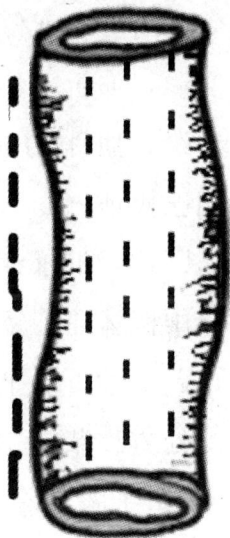

图 16　附脉图

注：左侧虚线为附脉

崔晓敏：

气鼓动血流，血才能流畅运转。

下面跟大家分享一个病例：

张某，男，58 岁。

主诉：发作性右侧肢体无力 1 月余。

现病史：患者 1 月前无明显诱因出现发作性右侧肢体无力，肢体向前倾倒或右侧偏斜，伴两目直视，意识不清，言语不利，无头晕头痛，无四肢抽搐，1 月间出现约 5 次，每次持续 20 分钟至 2 小时不等。现症见：发作性右侧肢体无力，肢体向前倾倒，无头晕头痛，无四肢抽搐。面色暗，形体消瘦。纳可，眠不佳，二便调。

体格检查：T 36.5℃，P 62 次/分，R 19 次/分，BP 123/78mmHg，神志清，精神可，言语流利，查体合作。双侧额纹对称，双侧瞳孔等大等圆，对光反射存在。左侧鼻唇沟变浅，伸舌右偏，咽反射存在，双侧转颈及耸肩无力。肌力Ⅴ级，肌张力正常。右侧轮替笨拙。腱反射等叩（＋），双侧巴氏征（－）。

既往：抑郁症病史 20 余年，胃溃疡病史 10 余年。

中医体征：舌红，苔白腻。脉稠，左关、尺部较寸部细、敛，寸下关上，涩滞不畅，右手关部较寸尺偏热。

处方：柴胡 15g　枳壳 12g　白芍 30g　当归 20g　生地 30g　川牛膝 12g　桔梗 9g　桃仁 12g　红花 12g　川芎 45g　丹皮 20g　枇杷 15g

二诊原方加白芷 15g，荆芥 15g。

按：左关、尺部较寸部细、敛，表明左侧脉气机不畅，脉象的直说明心底不宽且偏执，尤其是关尺部的特点是气郁的表现，患者心理有事放不下，始终悬着心。寸下关上，涩滞不畅表明患者心情郁闷不畅，"稠"表明体内有痰浊内存，右关热表明有气郁化热之象，本病的根源在于长期的气郁不畅，导致化痰化热。经询问，患者平日是典型的"老好人"，遇到生气的事件不抗争、不发泄、不倾诉，经常"生闷气"，气机结滞，运化水湿不利，体内水液代谢失常，日久变生痰瘀，上蒙清窍，瘀阻脑络，导致发作性右侧肢体无力。单看症状或体征，患者无胸闷、背胀、善太息等肝郁表现，此时，凭脉辨证发挥了优势。我认为该患者在长期郁闷不舒的状态下，会有郁而化火的情况。火从"窍"发，是机体将内在问题表面化的一种保护性反应，"窍"不单是指机体的孔窍，可以是口舌生疮，耳鸣耳聋，泌尿系感染，皮肤过敏等。这个患者就是长期的胃溃疡。

齐向华：

患者的整体脉象是郁闷不舒的"动"搏，或轻或重，但是泛化各部，轻度干、涩、沉，这是气滞血瘀的典型脉象特征，其他脉象是派生出的特征。用方主要是疏肝解郁，活血润燥，稍兼升提。脉象的敛、直说明心底不宽且偏执，总之属"郁结开之"之法。诊脉治病抓主要矛盾，枝叶性的问题可用佐使药味解决，甚至径直放弃不予处理，这就是同病异治、异病同治的道理。诊脉也是要首先发现主要的特征，这也需要功夫，就像在一群人中凭感觉就能发现哪个是首领一样。

情志脉象学习浅谈

主讲人：付文清

通过学习"系统辨证脉学"发现其与传统脉学似乎有看似矛盾的地方。比如《三因极一病证方论》："故因怒则魂门弛张……脉必弦涩；因喜则神廷融泄……脉必沉散；因思则意舍不宁……脉必弦弱；因忧则魄户不闭……脉必洪短；因恐则志室不遂……脉必沉缓。"

《辨证脉学》中：

喜：局部脉象要素是动。整体脉象要素是动、柔、粗、浮、长、缓、驶。

怒：局部脉象要素是动、涩。整体脉象要素是动、数、粗、高、疾、驶。演化脉象要素是粗、凸、热、滑、疾、上、动。

忧：整体脉象要素是动。演化脉象要素是细、沉、涩。

思：局部脉象要素是动、来缓去疾、脉内曲、细、敛、直。整体脉象要素是短、涩。演化脉象要素是上、滑、下、怠、缓。

恐：局部脉象要素是细、敛。整体脉象要素是刚、细、敛、动、深、短、直、驶。演化脉象要素是上、枯。

比如这个喜则神廷融泄……脉必沉散。《辨证脉学》中描述的喜脉，各位是怎么认识的呢？对于此中传统脉象的弦涩，沉散，弦弱，洪短，沉缓，怎么理解，怎么解释呢？

柳洪胜：

怒则魂门弛张……脉必弦涩。怒伤肝，影响气机的流通，脉象弦涩非常常见，以前我就和老师谈过，老师也常用这个传统意义上不在一起出现的脉象标记脉象。这个弦涩就是肝郁的特征。要还原古人的脉象特征，因为古人标示脉象非常难，不好定义。弦涩中的涩就是谐振波的特征。

付文倩：

这个怒还比较好理解。

柳洪胜：

其他的一样，比如喜，大喜的脉临床少见，但理论上完全是一种涣散的感觉，你想想范进中举，散是肯定的，就是心火的力量弱了，君主不明了，脉中无神了。沉散的有，但范进那样更可能是散而动，或者是浮散，尤其是尺脉。古人的论著都要仔细考虑，不要死在书本里，要活在精神里！古人的描述也有问题，你想想，脉象怎么会是沉散？寸关尺都沉？古人的描记不完全。

柳洪胜：

再说的不客气一点，尽信书不如无书！

我向来对老师尊敬有加，但是，同理，老师有些东西也很难用文字表达出来。

诊脉是见仁见智的事情，脉象的信息可谓包罗万象，如何全方位而客观的感知呢？脉诊的"术"如何走到"道"的路上来？有哪位能真正走进老师的内心世界，去感知老师那份宁静和平和？我们应该如何修炼以便降伏我们"不安定"的内心呢？

驼背人：

得意忘书。

柳洪胜：

所以啊，师弟师妹们，先放下！放下陈无择！放下理论，放下说教！

吴慧慧：

我这样理解的，情志是单纯的一种刺激，可以理解为一种病因；状态就是这种情志刺激长期存在引起的一种病机。

最后总结一下，脉诊的学习需要一个"实践—理论—再实践"的反复过程，不可只拘泥于书本的讲解，要相信自己的判断，而后在实践中去验证，切不可盲目随从他人。

临床琐谈

主讲人：王鹏

我们知道，脉的粗细与管壁弹性成正比，但应该认识到粗细是有多因素影响的，不是只和血管弹性有关，不能绝对地说是成正比。刚柔就代表一部分的脉管弹性。弹性好的，变形能力强，脉管可以表现的扩张幅度大。脉粗细与管壁弹性成正比，是在不考虑其他因素的影响之下，在一定的范围内是成立的，其他影响因素也是如此。

提到能够导致脉粗的因素，其中之一有燥伤。一般来说，燥伤之后，起濡润作用的津液减少，脉应该是细的。在《辨证脉学》13页桑杏汤方脉相应里，桑杏汤的脉象特点：一是津液不足，脉道充盈不利的"细"；二是阴液不足，血液失去濡润的"涩"、"枯"。以上表现以左侧脉象为主，故在临床中显示出右侧脉较左侧脉粗的现象。

我今天又摸了个双管脉，同一个人我摸了两次，有意思的是双手都是双管脉，而且两个脉管的形态很不一样，两个手都是一松一紧，左手的尺侧缘松，桡侧缘紧，这种差异性非常显著，右手是尺侧缘紧，桡侧缘松。我仔细辨了下，担心是一个脉管的两侧脉管壁的异常造成的指下感觉不同。但是不是，两侧的脉管壁是独立的，里面有血流啊。我很久之前发现了一个理发师是双管脉，曾经问过他的右腿有没有不适感，因为从脉象上感觉右侧的下肢血流量要比左侧要少。他说没去检查过，只是可能跟理发有关系，站姿不正确，向一边弯时右腿疼痛或有麻木感，与他疼痛的部位对应。疼痛缓解后，桡尺均衡多了。他的图形脉有着急上火的脉象和心理压力大的脉象，就是两手紧的那根脉管不是满位的，尤其是右手的寸部不满位。

有人说，金伟老师摸一个脉要半小时呢。那时金老师为了摸一个脉的特征，天天跑病房，我们确实需要这样的精神。研究脉诊需要的各种细化的信息，边捕捉边记录，加上论治、处方思考的时间，30分钟真不多。后来，病人一看见他来，就喊"快关门啊，摸脉的又来了"。有一次同事介绍一个小姑娘找我看病，两个眼睛疼。我正专心摸脉象呢，孩子妈在旁边急了，对领着来的人说："走吧，咱们去找个老中医。"大概她看你摸脉时间长，又年轻，以为你找不到病机呢。还有一次，摸的时间长了点，差点把病人吓跑了。

整体背景下的脉象要素观

——脉内之脉与脉外之脉

主讲人：王鹏

1. "系统辨证脉学"的概念和内涵

遵循系统学基本特性和基本规律，运用中医学、认知心理学、现代信息学和物理学基本原理，融合古今和个人脉学研究成果，揭示脉象系统包含的基本脉象要素的物理特性、认知方法及其要素之间的关系，为辨证论治提供不同层次的客观依据。

将传统的二十八脉用单一变量的物理学语言分化为二十五对脉象要素，依据系统学原理和中医学理论对临证时体察出的各种脉象要素进行分析和归纳，辨析得出疾病的病因病机和辨证论治、护理原则。这是老师书中的关于系统辨证脉学的概念。

（1）"系统辨证脉学"的组成

包括中医传统脉学、微观脉学、中医心理脉象、体质脉象、个性特征脉象、病因脉象、病机脉象等内容。我称之为"脉内之脉"。

其中涉及 13 类脉象信息的辨识：形象辨识、位置辨识、率律辨识、压力辨识、张力辨识、流利度辨识、黏稠度辨识、脉势辨识、枯润辨识、温度辨识、速度辨识、均衡辨识、附脉辨识。

脉诊临证十四辨：辨阴阳，辨体质，辨致病因素，辨病机，辨症状，辨病位，辨个性，辨心理经历，辨心理状态，辨预后，辨疗效，辨证施护，辨易患疾病，辨西医疾病。

这些辨识功夫，大家应该很熟悉，我从中看到老师的理论功底。

脉象要素临证七大分析原则：脉贵中和，脉病相应，形与神俱，取象比类，系统原则，时序性原则，辨证脉法与微观脉法结合。这七大原则，融合了许多知识。

由系统辨证脉学体系引申出的脉学研究讨论范畴，我称之为"脉外之脉"。

（2）建立起整体背景下的脉象要素观

现代医学科学之于脉学：血液流变学之于脉学，血流动力学之于脉学。

现代物理学之于脉学：流体力学之于脉学。

中医心理学之于脉学。

认知心理学之于脉学。

中国传统文化之于脉学：儒学之于脉学，道家思想之于脉学，禅宗之于脉学。

（3）脉学与哲学

认识论之于脉学：一分为三法之于脉学。

系统科学之于脉学：系统观之于脉学，信息科学之于脉学，控制论之于脉学，复杂性研究之于脉学，开放复杂巨系统之于脉学。

2. 由辨证脉学联想到的领域

由此，我联想到与脉学相关的很多领域和知识，我大概写了一下，不全面。我不是单纯从书本出发的，我感觉，老师是一个哲学家，他最大的优点是"拿来主义"，有些东西，可以从外界找理论支持，但核心是自己的。

我们也是在进行脉学教育是不是？让大家在这里能得到脉学训练。血液流变学之于脉学，血流动力学之于脉学，这个大家应该不陌生吧。系统辨证脉学里面有中医心理学之于脉学，认知心理学之于脉学。所以，脉学不单单是摸手腕那么简单。

一分为三，是庞朴的。专门讲对立双方，不单是对立，更多的是统一。感兴趣可以找找看，它是解开传统文化密码的钥匙。我感觉辨证脉学体系很开放，大家还可以增加内容。

脉贵中和，这是儒家的。形与神俱，可以认为是道家的。系统原则，是现代的，系统科学范畴。还有复杂性研究与脉学，复杂性研究是近代研究复杂事物的最新理论，中心内容是"涌现"。什么意思呢？多来自少，复杂来自简单。

他是说，一些东西原本没有意义，但被某种东西串联起来，就完全不同了。譬如生命、各种元素、大分子颗粒没有生命，但被基因串起来，生命就具备了。那大家说，二十五对要素，在整体的大背景下组合，会产生什么呢？所以，不要单纯从脉言脉，追求整体背景下的脉象要素吧。提醒同志们一点，要研究老师本人的思维方式。

多年前的一天，从老师家里出来，沿着文化路向上走，心里那个感觉啊，说不出。为何老师能想到的东西，我费尽心思做不来呢？你要研究老师的话，出自哪个层面？脉里面就有深刻的"形意"啊这些东西，大家看看即可，但不定什么时候还能用上。

别叫人家说咱们搞中医脉学的没文化啊，中医心理脉象，有谐振波，也有脉形的改变啊。这七大分析原则，我爱的不行了。心理伤害久了，脉形要有痕迹吧？这不就是落到"形"上了吗？

对振动波的理解，主要是"发挥意思"嘛。我是这样理解的，敛散，不仅仅是气机，也是性格和环境制约。谐振应该是脉势的形成因素之一吧，神变，很好的思想。我是觉得，有些病，看似来自外界，来自基因，但根源也许在自己的思维。这就是我为何老丢不掉道家思想的原因，但儒家也说了，学问之道，到极致，是要改变气质的。

这五种紊乱状态千万不能丢，没有多少人能认为人体是处在一段一段的状态中的。这些三教合流的理论，看似和中医临床没关系，可是我想闯一闯啊。老师讲过，中医大家们，其理论特点说不定就是他们自己的生理特点呢！看过东垣的书吧，他自己就描述自己的生理病理：眼睛、听力到了皆失去一半的地步。他的脾胃清阳之气早就不足了嘛，医不自治，但实际聪明的医生应该更了解自己吧。

哎，那是他认为不可改变了。治疗也没有啊，脉动，一个综合感觉，整体感受，然后再一一分解开来，体察局部。

这个过程是什么？不就是"一生二，二生三"吗？一个脉动，老师给了 14 种辨识。方方面面……老师希望我们从多个角度去阐释一个脉象，以期更真实地了解事物本质，不就是"无极而太极，太极是生两仪"吗？不就是"芥子须弥，须弥芥子"吗？

3. 小结

总结的时候我会说，尊古而不崇古，古今学问都要学习。我们都是时代青年，拥有生命之力，借助自己的智慧之光，理解古人，学习今人。我们这一代中医，担子不轻。齐教授总结说："自然界是大宇宙，人体是小宇宙，机体与自然界所包含的大道是同样的。"因此，发散自己的思维，开发心性，涉猎各方面的知识非常重要。脉象是机体信息的集合体，首先是一个整体现象，同时又是复杂现象。对于这样一个复杂的信息集合体，就不可用简单的思维去认识它，要用对待复杂事物分析的观点加以认识。

脉案两则及分析

主讲人：宋晓宾

脉案 1：田某，女，51 岁，枣庄人。

主诉：畏热无汗 10 余年。

现病史：平素身体尚可，无明显不适，唯有畏热无汗，天冷则舒，在当地服用中药、西药，均无明显效果，睡眠可，大小便均可。

舌象：舌淡红，苔薄白。

脉象：左脉长、上、稠、驶、关脉 A1 段紧敛；右脉滞涩不畅，脉搏谐振波增多，脉内曲，内侧刚，寸脉瘀涩不畅甚。

诊断：气滞热郁证。

处方：柴胡 15g　黄芩 12g　白芍 30g　石膏 60g　香附 20g　苏叶 15g　枳壳 12g　丹皮 20g　栀子 12g　生地 30g　玄参 30g　苏梗 15g　瓜蒌 15g　钩藤 30g　川牛膝 20g　防风 15g　知母 20g

7 剂，水煎服，日 1 剂。

按语：患者平素身体康健，唯有畏热无汗，多次治疗无果，皆证不明，则方不专，故效不显。患者舌淡红苔薄白，未有明显病理特征，唯有脉象典型，左脉长、热、稠、驶，显示内热亢盛；脉上、脉管壁和血流的速度加快、来疾去缓，显示患者易心情急躁，平素易着急；关脉 A1 段（脉搏起始段）紧敛感，显示患者精明主事，易放不下；右脉整体脉势涩滞不畅，寸脉甚，脉搏波谐振波增多，显示患者平素肝郁甚，无法发泄，时间较久，肝郁脉在右手表现较著；脉内曲，脉管内侧壁张力增高，显示患者腹腔内有炎症，询问患者后得知其时有腹部疼痛症状。综合整体脉象和左右手局部脉象特征，表示患者为阳热内郁，加之气滞肝郁，导致气机阻滞，阳气不展，阳热不散，使玄府闭塞不通，汗不得出，遇冷可使体内阳热减轻，畏热症状减轻。故处方当理气畅志、清热降火为主，佐以滋阴润燥。方中柴胡、黄芩、白芍、苏叶、苏梗、香附、枳壳用以条达气机，舒畅情志；石膏、丹皮、栀子、钩藤、川牛膝用以清热降火；佐以生地、玄参、知母、瓜蒌清气润燥助其药力。使肝郁得解、郁热得清，则玄府得开，汗液自出。此可谓舍病辨证之典范！亦是脉理明则证立的应用之一。

脉案 2：高某，男，68 岁。

主诉：入睡困难 3 年，加重半月。

现病史：平素易急躁，生气，肠胃胀满，胃癌术后，心率慢，55 次/分。近半月来入睡困难加重，难以入睡，急躁，生气，胃肠胀满，纳可，二便调。

舌象：舌淡红，苔薄白。

脉象：脉整体郁滞不畅，进少退多；左脉关尺有致密黏涩，且挺直内曲，来缓去缓，三五不调；右脉紧敛、寸涩。

诊断：思虑过度，郁闷不舒，气机逆乱。

处方：人参（另煎）15g　黄芪30g　知母20g　白芍30g　厚朴15g　陈皮12g　当归15g　麦芽15g　乌药20g　白术20g　香附15g　苍术12g　苏叶20g　防风15g　黄柏12g　丹皮20g　浙贝12g　桔梗9g　桂枝12g　佩兰20g

7剂，水煎服，日1剂。

按语：患者为木形体质，木形个性。平素易思虑，在当地曾任干部，易着急，生气，时间久后，肝郁之气横逆犯胃，上逆扰神致失眠，心律不齐，易疲劳，亢于上则甲状腺出现结节，气机下犯大肠致使胀满不舒，气滞前列腺则致使其肥大，小便不利。患者虽以入睡困难来诊，但诊其脉根结在于郁闷不舒和思虑过度，伴有悲伤忧虑，导致上述一系列证候。整体脉势呆滞，起搏无力，来缓去缓，且三五不调。以局部脉象而言，左脉细而直，关尺有致密黏涩，代表患者多思多虑，且胃癌术后状况不佳，仍有肿瘤增长的迹象；右脉滞涩不畅，寸涩甚，代表肝郁生气，气机上下横逆侮犯各个脏腑组织，所以须解思除虑，条达气机，扶助正气。选用人参、黄芪、当归鼓舞正气；苍术、香附、乌药、麦芽、桂枝、白芍开郁畅志，疏散气机；厚朴、陈皮、浙贝、苏叶、佩兰、防风降气除满，解思除虑；佐以丹皮、黄柏、知母清金润燥，防止补养、温燥太过，诸药合用，使思虑除，情志畅，则气机和，诸证得解！

失眠脉案一则

主讲人：齐向华

上周六在潍坊偶遇一失眠症患者，脉证如下。

主诉：失眠，要求诊脉处方治疗。

整体脉象：双手粗、怠、缓、轻度枯。

局部脉象：右手关部薄；左手寸、关部动（肝气郁结之动麻感），左尺脉偏尺侧凸（质地稍硬）、滑、热；右尺脉尺侧稍热、凸（质地软）、尺侧缘血管壁刚。

分析：整体的脉怠，是思虑过度，伤气气虚鼓动无力；轻度枯是阴血不足；粗、缓一是其个性大度，二是气虚不摄纳。以上就构成了劳倦（劳神）过度，气血（包括部分阴液）两虚的客观证据。

右关脉薄说明后天脾胃虚弱（与遗传、衰老和思虑伤及有关），左关和寸脉的肝郁的动说明素有肝气郁结的历史，与其个性有关，遇到不顺心的事情就忍耐，压抑自己。左、右尺脉分别是许氏脉法的直肠和前列腺炎症特征，是肝气郁结化火下注的结果，所以该患者最后的病机是：气血两虚，肝郁化火下注。疏以归脾汤合越鞠丸加减治疗。

患者听过分析甚为激动，说你说出了整个的疾病发生发展过程，道出了疾病的根本所在。

当前的中医教学模式使很多学生的思维僵化，一看到失眠症就是心肾不交、肝火扰心、痰热扰心、心脾两虚及心胆气虚等，治疗多从心论治，如清心安神、清中化痰安神、养心安神、重镇安神等等，可临床真正有效果的却不多。这不得不引起我们的反思，怎样才是真正的"辨证论治"。

脉诊作为四诊之末，自古就没有给予太多的重视，很多医生都只是将脉象作为一种参考。尤其是现在，很多中医将脉诊当成是一种摆设，甚至弃而不用，所以导致了传统脉象沿用至今而没有太大的发展，没有做到与时俱进。而脉象作为一项客观指征，往往最能反映一个人的真实情况，而不是凭着患者的叙述猜测其病因病机。例如上案中患者脉象的粗、怠、缓及轻度枯反映了患者平素个性大度，同时也表征了患者长期思虑导致气血两虚，气虚而不能摄纳。

我们在临证分析的时候不能单独看到某一个脉象要素就下结论，任何证型的确立都需要多种脉象要素相结合分析。例如脉粗并不单一的指代先天禀赋，在脉粗的脉象背景下，如脉象柔缓有力提示此人体质壮实，性情和缓，如脉象缓而无力，甚至脉管壁僵呆而不柔和，多提示长期从事重体力劳动，导致气血两虚，阳气外散而不能敛固，如出现思虑过度谐振波则多提示长期思虑导致机体耗气伤血。

平脉辨证就像侦破刑事案件一样，首先要提取物证（脉

辨证脉学 BIANZHENG MAIXUE GONGFU SHALONG 功夫沙龙 (一)

象特征，这需要技术性），其次将收集到的物证进行合理的时间序列推理（中医辨证过程，需要知识性），最后形成时间序列的多个层次，同时发现主犯（疾病直接责任因素），协从犯（促成因素，诱发因素）和危害（演化因素）等，分别给予不同处理，达到最佳效果，责任因素无一漏网。

由一则脉案引出的
"左升右降"的讨论

主讲人：谭思媛

脉案：脑出血后（半月余伴下肢寒）

脉象特点：左侧脉象特点整体脉长、粗、高、大、软、急，脉位浮；右侧脉下、细、软、来缓、无力；双侧脉管粗细不一，左粗右细。

诊脉者分析求证过程：患者左侧脉整体脉长、粗、高、大、软、急，脉位浮，表示患者素体阳气亢盛，平素急躁易怒。血行加快，脑络扩张，加上发病于夏季，天气炎热，阳气暴出，故有头痛、头晕的症状，夜间眠浅。右侧呈虚证脉，下、细、软、来缓、无力，表示重度气虚。究其气虚原因，病发本身就已经伤及元气；再者肝阳上亢，过于消耗；其三为天气炎热，过于耗散。无下寒的脉象要素。

病机：总因升降太过。

证型：肝阳上亢、气虚阳浮，上热下寒。

治法：平肝潜阳、益气复脉。

方药：天麻钩藤饮和生脉散加减。

"左升右降"之探论

由上述脉案而牵出病机"左升右降"问题。关于左右升降问题历来备受争议，尤其是在治疗上提倡的降厥阴升阳明观点。

在降厥阴方面几于共识，但是在升阳明方面却存在争议，单就升阳明之清气与补气，在临床上就需要仔细区别，前者是气陷，后者是气虚。气虚不一定兼有气陷，但是气陷却往往是在气虚的基础之上。临床上也有单独气陷却无气虚的特殊情况。

体现在脉象上右手脉下、进少退多为气虚的表现。

治疗气虚证在用药上选取补气类但无升提作用的药物（黄芪特殊可补可升，所以在这方面长于人参）。当然在治疗气陷上因于病机一般是在选用补气药的基础上加入升麻、葛根、柴胡等这类没补气作用的升散药，升麻、葛根入阳明，柴胡入少阳，因其左升右降所选取经不同而异。

然而有学者提出对于气陷证补气加升提，也要加降的药，例如补中益气汤中用陈皮。同理，降火药之中兼有升提之意，例如清胃散用升麻。

由此看来，左升右降是重在平衡，左本升，右本降，但易过犹不及。左升右降是一种说理工具。左升右降在脉上不一定表现为抑制性特征，血流还是向远端流，脉搏还是向前传导。

综上所述，"左右各有升降"。缘何此说，有两种解释：

从脏腑角度考虑常常以厥阴木为左表，阳明土为右主，故有"左升右降"之说，但是左之木系下仍有胆，右之土之中又有脾，胆其性有降之势，脾有升之趋，故在以肝木左升为主下有胆的降，右胃土之降下有脾之升。具体可参见周学海的论著、《四圣心源》、《圆运动》等书目。

经方案例带来的小思想

主讲人：丁晓

有人觉得系统辨证脉学的脉象要素中难理解的是"来去"。书中的定义是：来、去是指脉搏波的上升支和下降支在起伏运动过程中的势能变化，主要见于一次完整的脉搏搏动。脉象的来、去特征的记载始于滑寿。《诊家枢要》有云："察脉须识上、下、来、去、至、止六字，不明此六字则阴阳虚实不别也……来者，自骨肉之分而出于皮肤之际，气之升也；去者，自皮肤之际而还于骨肉之分，气之降也。"

1. 来、去的意义

（1）来去冲和是健康的标志

正常情况之下，脉搏波的上升和下降是袅袅缓缓，柔和中带着刚劲，蓄意长久。

（2）来去失调提示气机失调

来势强劲有力，冲击而上，去势不及，久久不肯沉下，多主机体风火鼓动于上，故出现头痛、头晕、失眠和中风之类的疾病；如果来势冲上不及，而且又迅速的降下，是气虚下陷的特征，故出现乏力、恶风、精神萎靡或头痛、头晕等症。

（3）来去的态势预示病邪的去向

脉搏波的上升和沉降的运动势能反映邪气的外出和内陷。

（4）来去的势能表示元阳、元阴的功能

来是由元阳鼓动，而去是元阴的吸纳所形成。元阳不足则来的势能减退，元阴不足则去的势能减退。

（5）来去的势能表示心理状态

劳神过度，心脾两伤者则来象势能不足；心情受到压抑而又不做抗争，时间即久则脉象显示出去象势能不及的特征。

2. 麻杏甘石汤的应用

麻杏甘石汤（《伤寒论》）

组成：麻黄去节，四两（9g）　杏仁去皮尖，五十个（9g）　甘草炙，二两（6g）　石膏碎，绵裹，半斤（18g）

功效：解表散寒，清肺平喘。

主治：风寒外束，肺热壅盛证。症见身热，喘急，苔薄白或黄，脉数。

辨证脉象系统：寸关脉稠、滑、热、疾，整体脉刚、敛、沉、动。

分析：麻杏甘石汤证的病机是外受风寒邪束表，内里酿生肺部痰热。病机的发生常常出现于机体日常体质阳气偏盛者，感受风寒邪气，束于肌表，气机的出入受阻，阳气被郁闭，壅塞在肺化热生痰。系统辨证脉象的刚、敛、沉体现出了寒邪束表的病机方面，方中以麻黄应对之。脉"动"跃不稳，体现出热邪郁闭，时时具有外发散越之势，石膏辛凉发散，与麻黄配伍辛散发越内热以应对。

寸、关部的稠、滑体现出热邪煎熬津液，化生痰浊内蕴于肺；脉象的"热"体现出肺部新陈代谢增加，热量产生较多；局部的脉"疾"体现出该部位的血液运行的加速，杏仁、石膏、甘草相配伍，宣肺清热化痰以应对。临床根据不同脉象要素的程度进行各组药物剂量的调整，刚、敛重者加重麻黄量，或合用羌活、独活等；稠、滑较重者加用瓜蒌仁、川贝母等；脉热重者加重石膏用量或加黄芩、天花粉等。

3. 来去深层意义探讨

来去在一个整体脉搏波的势能变化，理想状态下是不变的，不同的是时间，是在这上面的变化。来去的意义可能是标度了阴阳内外的对比，提示一种心理或体质的趋势。至于麻杏甘石汤，辨证的脉象以上部的滑、热、疾为主，尺变短，来去皆盛。

选取案例：前年三月间，朱锡基家女婢病发热，请师诊治，予轻剂透发。次日，热更甚，未见疹点，续与透发。三日病加剧，群指为猩红热，当急送传染病医院救治。朱之房东尤恐惧，怂恿最力，锡基不能决，请予毅然用方，予允之。细查病者痧已发而不畅，咽喉肿痛，有白腐意，喘声大作，呼吸困难不堪，咳痰不出，身热胸闷，目不能张视，烦躁不得眠，此实烂喉痧之危候，当予净麻黄钱半，生石膏五钱，光杏仁四钱，生草一钱。略加芦根，竹茹，蝉衣等，透发清热化痰之品。服后即得安睡，痧齐发而明，喉痛渐除，续与调理，三日痊愈。

脉象应该是滑数，用辨证脉象系统即：脉滑、热、疾，来去皆盛，用辛凉甘润之麻杏石甘汤能效如桴鼓，便是最好的说明。丁甘仁先生善治此病，治法大意为喉痧当以痧为本，以喉为标，但求痧透，则喉自愈，可谓要言不烦。特效若此。

可以与麻杏甘石汤分析相比对学习。

刚才讲到脉象的正常标准，这个标准实际上是动态的，或者说这个标准要按照每个人的先后天体质以及生活的轨迹来确定，不能唯一而足，只能因人而异。

每个人寸关尺的一寸九分的范围，其实界定的是一个人脏腑功能的强弱，或者就是一个界。离开了这个寸关尺的界所把的脉当然有对的，但个人觉得是个实践总结的经验，在这个界里，阴阳的出入，脉象的正逆才是实实在在的。中医讲求的是用，是结果，能有自己的理解，按自己的方式治好病就行。中医讲意，太细化了反而会失去一些意义。

玩意儿、行当与脉学探讨

——也谈我的脉学观

主讲人：王鹏

　　梨园行里管自己的技艺叫玩意儿。旧社会戏班里面一个伶人不安心唱戏，老想着攀附富贵权势，老当家的怕她走歪了，荒废了艺业，告诫她"看住喽，玩意儿要紧"。在这里"玩意儿"这个词如何界定？我想应该是饭碗生计、身家行当的综合吧。从中可以体会得出他们对自身技艺的重视程度。我们这些搞中医脉学的，起早贪黑，日日劳苦，将全部心思精力压在上面，视之为饭碗，为寄托。并且我们都是受过一定教育的，我觉得很能引起共鸣，玩味这个词也很能拿捏这种心态。所以这次讲课主要是谈一种学脉的心态。

　　在本文形成期间，国内发生了"阎芳事件"，给太极拳的形象抹黑，使世人质疑太极功夫的真实性。这里需要解释一下，没有必要做任何怀疑。中央电视台《走近科学》节目专门对陈氏太极张志俊做过访问研究，足以证明太极功夫的价值。感兴趣的可以去看看节目。

千百年来传下来的东西，可不光是古董啊。其实这里面的高度是一样的，归同返一。行与行之间到了一定层次是互通的。我们看他们目瞪口呆，他们被我们摸了脉也会瞠目结舌。学艺之人碰碰钉子是常事，功力深湛的老师傅比比皆是。也许你也像那个年轻人一样认为泰拳、李小龙是最厉害的，有自己的定见，认为传统脉天下第一，你的家传脉第一，你的什么什么第一，都可以。一步踏进脉学大门，开始想法都挺野，主意都挺正。这儿要说的是，无论大家怀着怎样的意念和信条进到脉学之门，首先应解除狭隘，扩展目光和胸怀，不然早晚会碰到个老先生把你调理的服服帖帖。如若是那样反倒是造化了，迷途知返。就怕这纠结的态度佛祖看了都替你难受，懒得点化你，于是就愈发认定天下无敌，抱残守缺，老此一生，一条道跑到黑。术而业，业而道。无论是烧瓷炼拳，钓鱼承蜩，还是中医看病，技术的背后都有一个支持者，先秦称为道，宋明称作理的支持。中医学问不能是虚的，分析到根，它的厉害之处是在思维方法上。而我们还要好一点，手里有个玩意儿抓挠着，更实在，那就是脉象，不会落于空谈。它让很多学问落实了。

研究人员发现在中国非物质文化遗产里面有个现象：中国的文化是用手去表达的艺术。玉器匠人、发雕师，都是讲究心、手、意之间的精妙配合。技艺的东西实践在先，而非理论先行，不要试图先从理论和逻辑上明了。大家知道发雕吧，在一根头发上，刻上字。有时并不是单靠眼睛就行啊。说良心话，咱们自己的功夫有这么细致吗？让我们借鉴庖丁的话："臣之所好者，道也，进乎技矣。"

"以神遇而不以目视，官知止而神欲行。"指下的功夫，以精神统帅才行。

"彼节者有间，而刀刃者无厚；以无厚入有间，恢恢乎其于游刃必有余地矣。"刀刃比关节如何？不能硬砍，要入其间隙才行。你的指下分辨率，要入脉象起落的间隙，入脉动各段的起落才行。有基础的学者，会渐渐发现某些脉象特征了。会摸出各种疾病，病理……这就进入了下一个阶段：归同返一，学会"归"。

从多歧亡羊的典故讲起。杨子之邻人亡羊。（其实就是摸脉功夫不长进，或干脆找不到门。）

既率其党。（于是和同学、老师一起讨论。）

又请杨子之竖追之。（约请老师的学生讨论，于是打听着来到我们沙龙了。）

杨子曰："嘻！亡一羊何追者之众？"（齐教授说不用这么兴师动众吧，脉学有这么难吗？）

邻人曰："多歧路。"（您看学脉方法太多，摸到的特征太杂，不知何去何从啊？）

既反，问："获羊乎？"

曰："亡之矣。"（终于迷惑了。）

曰："奚亡之？"

曰："歧路之中又有歧焉。（脉学的门路太多，学派林立，且方法各异。）吾不知所之，所以反也。"（就像许多刚来咱沙龙的朋友们感受一样啊，迷惑啊，中医太灵活啊。）

杨子戚然变容，不言者移时，不笑者竟日。（老师圣贤之心啊！）

门人怪之，请曰："羊贱畜，（我就奇怪了，对老师说，羊是便宜货啊？其实羊肉已经 45 块钱一斤了。）

"又非夫子之有，而损言笑者何哉？"杨子不答。（门人不获所命，气得老师没搭理我。）

弟子孟孙阳出，以告心都子。（这可是有心之人。）

心都子他日与孟孙阳偕入。（史老师挑了一天，老师心情好，黄历也好，带着我又去找老师了。）

而问曰："昔有昆弟三人，游齐鲁之间，同师而学，进仁义之道而归。""其父曰：'仁义之道若何？'伯曰：'仁义使我爱身而后名。'仲曰：'仁义使我杀身以成名。'叔曰：'仁义使我身名并全。'彼三术相反，而同出于儒。孰是孰非邪？"（说，有三个兄弟，到济南学习回来了，拜了同一个老师。学习什么呢？仁义之道。可是每个人向他爹汇报的全不一样。甚至相反。这怎么回事？齐教授没回答，给我又讲了一个故事。）

杨子曰："人有滨河而居者，习于水，勇于泅，操舟鬻渡，利供百口。裹粮就学者成徒，而溺死者几半。本学泅，不学溺，而利害如此。若以为孰是孰非？"心都子嘿然而出。（说，有人游泳很好，招来许多的学生啊。自己背着干粮来学。结果淹死了一半。他们是来学游泳的，不是学溺水的啊。结果我们俩听完了，嘿然而出。）

孟孙阳让之曰："何吾子问之迂，夫子答之僻？吾惑愈甚。"（史老师鬼啊，自个明白了。我问她，你怎么问的这么深，老师回答的这么难以理解啊。我现在是越来越迷惑了。）

心都子曰："大道以多歧亡羊，学者以多方丧生。"（她说：就是因为你思想太复杂了，头绪太多了，反而把自己弄迷了。）

"学非本不同，非本不一，而末异若是。"（学问啊，从根本上来讲，是一致的。）

"子长先生之门，习先生之道，而不达先生之况也，哀哉！"（讲解透彻而讽刺辛辣。说你比我入门早，反而不明白老师的心意，哀哉。）

这个典故包含三个故事：多歧亡羊、三术相反、泅溺利害。这三者思想在深层次是统一的，即"末异若是，归同返一"的道理。他就不明白仁义的内涵是多方面的，不会只有一种形式。不明白求生之法实与死亡并立，都属于一个整体，就像藏宝之洞，有猛兽卫护一样，哪能手到擒来，只顾私心所欲。

这里以多歧亡羊为主线介绍，脉学研究一般的比喻是盲人摸象，局部凑整体。其实还可以深挖。因为抱着各自的脉象特征，仍然是立身歧路中找羊，立场不同，对脉学研究的方式方法也就各异，还是身在歧路。脉学之羊已经走远了，如何找到？是抱着各自信仰的特征继续向岔路上行进吗？

杨朱邻人之羊已经丢失不见了。两千年后我们不愿意自己的羊也这样丢失。

借鉴当代公安解救被拐卖孩子的思路吧。说一个孩子被拐卖了，怎么找呢？比找羊可费时多了啊。中国一共 23 个省、4 个直辖市、2 个特别行政区、5 个自治区。也不多，加起来 34 种可能性，但分到县市乡一级可就多了，分到村，那就更多了。孩子家长挨个找去吧，数据量太大，不好处理。公安怎么办？采血样，设立被拐人口 DNA 数据库，回到一个比较基本的层面上来，数据回到那里集合就好办了。他才不开着车和你挨门去找呢。他不走探查歧路的方法，就是抓根本，抓本质，不执表象。故事的指向就是抓根本。

只想着来这里参加讨论，摸出结石来，摸出肿瘤来，摸出血糖来，认为脉学就是简单的技术是不行的。脉象原来分类 28 种之多，加上后世的，不少呢，如今又来了 25 对脉学要素，越来越多啊。

这里齐教授已经讲明了。这些路，他都走过来了。就不如深层一点，说形象辨识、压力辨识、张力辨识、温度辨识……这多直接啊。譬如说，有人看到从山那边钻出人了，就知道一定有路可走。轮到他走了，在荆棘丛中摸索着很累，很苦，半天也没找到。如何选择呢？一，回去。二，以为自己眼花了，根本没路。三，就地休息。四，继续前进。我们身边的老师，许多都身怀绝技，看得我们眼花缭乱。我们明明看到有人过了山头，轮到咱们自己去找羊了，那么大家如今在干吗呢？反正我看到，回去的倒是不多，就是观望、原地休息的太多了。大家拧成一股绳，毕生能做成一件大事也好啊。

上面一段是给少壮派的。再来一段给中老年人的。摘自金伟的《执着光明》。

　　既然讲脉学心态，那就周全一点，老少兼顾。最后，给老同志们谈一点心得，那就是脉学可以"忘忧"。记得看过一段文字，当时挺有感触。给大家粘贴过来，一起分享啊。"当人沉浸到一种事物中去时，时间的流逝往往难以察觉。我对脉诊的异乎寻常的热情和兴趣，使我忘记了自己是个盲人，也完全忽略了时光的飞驶。我结婚、生子、工作、辞职返回原籍山东淄博、重新就业、调入淄博盲校工作、晋升职称等，似乎是发生在别人的身上，我只是沉迷于我的脉诊世界，那是真正属于我的王国。脉搏是一种挥之不去、召之不来的乡愁，是沉淀于心灵深处的一缕柔细而坚韧的情丝，失去的，已经失去，而到来的，却在不经意间使我沉迷。我是个执拗地寻家的人，犹如归根的落叶渴望大地的感情，企盼一个属于自己的精神家园，这种久已失落的美丽与欢乐令我心折。弥漫于探索的痛苦上的执着，是别有风情的。执着的感觉，真实得如昨夜划破星空的流星，燃烧并绽放，给别人一份美好的期冀，给自己一份久违的光明。"沉浸在所爱的事业之中，穷一点，板凳冷一点，不要紧。寂寞有时也是一种财富，这是我的感受。

　　总之，我的脉学观可以表达为：脉学乃以心格物之事也。今晚没有具体介绍什么脉学技艺，大家先找到自己的心再说吧。

对脉学发展的一点思考

主讲人：王鹏

随着现代科学技术的发展，当今脉学也取得了前所未有的进步，很多中医人士不断尝试将传统脉法与现代先进科学技术相结合，出现了一系列全新的脉诊法，如金氏脉学、许氏全息脉法等，也出现了脉诊仪等先进仪器，其中由齐向华教授所创的"系统辨证脉学"体系是其中较具代表性的，而"系统辨证脉学"体系的创立有其特定的历史背景和现实条件，在此我愿与大家分享一点我对脉学发展的点滴思考。

1. 当今脉学发展的现状

中医是中华文化的瑰宝之一，在经历了几千年的发展之后，尽管在某些方面有了一定的发展和创新，但对脉学的研究却依然没有太大的进步，大部分依然沿用古人对脉象的理解与认知。尤其是《内经》中将"切诊"列于四诊最后，以至于古代很多医家对脉诊并不是十分重视。在现代，脉诊在中医诊疗过程中几乎成为了一种形同虚设的摆设，有的甚至对脉诊弃而不用，这对于脉学的发展无疑是一种巨大的阻碍。

现代的中医教学模式大多数采用课堂上对书本的讲解与解释，缺乏手把手的言传身教，缺乏临床的体会，很多学生只是单纯地进行文字记忆，这与古代中医"口口相传、言传身教、重视临床"的培养模式格格不入，以至于现代的中医院校很难培养出真正的中医人才，中医的生存和发展面临着巨大的危机。

面对如此现状，诸多中医有识之士脱颖而出，使脉学得到了空前的发展，出现了金伟、许跃远、韦刃、黄传贵及齐向华等脉学大家，对中医事业尤其是脉学事业的发展功不可没。

2. 对当今脉学发展现状的一点思考

当今中医只注重理论层面的传承而忽略了技术层面的传承，整体的背经典，却往往扭曲了古人的真谛，出现了很多"守株待兔"的诊疗模式。究其原因在于技术层面不过关。技术层面不过关原因有二：一是古代文献对脉象特征的语言描述多为笼统、写意的方式，且古代的认识观具有一定的局限性，对事物的认识多从宏观角度把握其特性，结果导致脉诊学习者阅读书籍后仍难以体会和掌握诊脉技术；二是临床脉诊实践机会少。

《辨证脉学》用现代语言阐释心理认知的全过程，努力开发大家对脉诊学习的"情景记忆"系统，将固定的"文字记忆"模式转变为活泼生动的"情景记忆"模式，充分开发大脑的记忆系统，试图让大众了解和部分掌握脉诊技法，做到平民自测，使中医学在真正意义上成为"大众的健康医学"。

当我们的发展看似"穷途末路"时，我们需要的是退回原点进行重新反思，脉学亦是，它告诉我们需要反思的是我们的认知过程。我们不能固守于传统的模式一成不变，要在继承的基础上进行创新，这才是中医发展的切实之路，如此则是中医之幸也，亦为民族之幸也。

怎样感知和利用脉中信息识病

主讲人：王琪君

脉诊涉及两个心理过程：一是脉象信息的识别认知过程，即通过有效地手段和方法，将脉象所包含信息提取出来。二是对已经获取的脉象信息，用中医学理论进行分析、逻辑推理、归纳、演绎等。前者靠的主要是技术、技能；后者靠的主要是是理论和经验。只要能把这二者学习清楚就行了。《辨证脉学》就是按着这个思路写的，思路理清了学习起来也就不发懵了。

最近听了一句戴尔的广告词："我怎样将这无数的信息为我所用？"觉得这句话特别适合现在学脉的过程。脉象要素就是无数的信息，而能将它们合理利用的话，就可以轻松的应用于临床。识脉，察脉，审脉。这就是脉象要素、脉象层次、脉象系统。现在我们对脉象要素已经有初步的了解，要怎样对这些要素进行综合认识呢？要素提取出来以后可以先从整体上把握住患者的机体状态。比如上下可以看气机的运动趋势，寒热可以看体质的偏颇，稀稠可以看津液的盈亏。

对气机脉象的认识是一个很好的例子，脉象的形成是气与血两种物质共同作用的结果。"气为橐瀹，血为波澜"，气为血之帅，血为气之母，通过脉可以反映出机体气血的状态。今天先谈谈气吧。生理状态下气机的运动形式是升、降、出、入，升降出入失去平衡协调，就会出现各种病理变化。当然二者是相互联系、不可分割的。气为血之帅，血为气之母，气机的失调可分为气滞、气逆、气陷、气闭、气脱等，升降出入，无气不有。初学者常感到病号中气逆的特别多，关于气逆的脉象要素，"上"是非常重要而形象的。

举两则简短病例说明一下。

脉案 1：张某，中年女性。2010 年 7 月 16 日初诊。

主诉：眩晕伴有呕吐 3 天。

现病史：自诉因生气导致眩晕，呕吐，余可。

舌象：舌红苔薄黄。

脉象：双手整体热，粗，强。左寸、左关部的谐振麻涩感明显，右关部有突起，尺部涩。

处方：天麻钩藤饮加减。

按语：气逆的整体脉象要素有上、涩、疾、进多退少。局部的脉象要素会有所不同。左寸、左关部的谐振麻涩感明显是烦躁，以及肝郁。右关部凸起，尺部涩是胃肠气逆于上，患者大便不通。

脉案 2：黄某，女，29 岁，2010 年 8 月 24 日初诊。

主诉：心慌，胸闷，气短 5 月余，加重 20 天。

现病史：自述 5 月前因情绪不佳致心慌，胸闷，气短，期间于多家医院诊治，服中西药等治疗，效不显。现仍心慌，胸闷，气短，时伴头晕，眠差，难入睡，易憋醒，难复睡，纳可，二便调。

舌象：舌红，苔薄。

脉象：脉弦动紧。

诊断：心悸。

处方：天麻 20g　钩藤 30g　降香 15g　丹参 15g　川牛膝 20g　白芍 30g　龟板 30g（先）　防风 15g　苏叶 12g　半夏 9g　厚朴 12g　甘草 6g　前胡 12g

脉象分析：

（1）整体脉象

双手三部脉：上、内曲（左侧：性情过于急躁，脉呈正"s"状弯曲；右侧：反"s"状弯曲）、刚、短、进多退少、高、来疾去徐、动（烦躁）、数 。

（2）局部脉象

左寸浮、粗、热，左关粗、热、凸（圆包样乳腺增生状），左尺细；右寸，浮、粗、滑、热，右关粗、滑、热、凸（包状，粟粒状），右尺细、敛，左三部脉强、敛。

从脉象的上、进多退少、来疾去徐、动（烦躁）、数可以看出其是气机上逆的。从这个脉象总体分析应该是烦躁和思虑。患者性情急躁，好胜心强，比较在意事，放不下。患者的脉曲、刚、细、敛都可以说明患者有长期思虑状态。那这个烦躁和思虑有没有先后顺序呢？对这个分层和联系如何理解的？主要看这两种谐振波的活跃程度，来分辨这两种状态的时间关系。该患者现处于烦躁焦虑状态，而思虑是长期的。左右手都有思虑痕迹，而烦躁导致的脉象是后来才出现的，会不会存在这样的情况呢？脉内曲应该是长期思虑才能导致的。原本的思虑留下的痕迹被后来出现的烦躁状态给冲淡或遮盖一部分，导致烦躁成为主角。捕捉到的脉象要素很多，只要抓住其中的关键部分，就是整体的气机变化，就可以制定大的治疗原则。总结下气逆的脉象要素：整体脉象是涩、上、疾、进多退少。

脉象要素就是无数的信息，将它们合理地利用，就可以轻松地应用于临床。确实，脉象要素包含多维的信息，因为诊者的认识角度层次差别，所提取的脉象信息就有所不同，认识的角度越多，越接近客观事实。《辨证脉学》里面的脉象要素章节有详细记载，这样理解起来可能更系统些。

再谈下这几个脉象要素出现在气逆中的具体感觉和代表意义。涩就是一种血流不流畅的感觉，气滞不畅，则血行不利，是气逆的发病基础。上就是整体脉位上移，超出腕横纹以上。气逆不降，气血亢奋于上则脉上。疾，血流速度增快，和数有一定的关系，进多退少是气血上涌、气机上冲的表现。初学者往往觉得对来去的感觉不是很强烈，进退的是血流而非脉搏波。像海边起浪的时候撞击岸边的石头，血流前进呈振荡式，血流是一样的。感受进退的时候也是取其来去的势。进多退少多伴有脉上。脉上代表上焦不在本位。"上竟上者，胸喉中事也。"气逆的话主要代表咽喉、头部及五官七窍的病变。血流振荡前进，在其脉，对应于脉的起落。一种思维还有，血流是从尺脉流向寸脉，这是一个大的圆，血流从尺脉流向寸脉是一个圆运动的升支。有的退的多，有的退的少，就是降支，感受整体脉的进退，金氏脉学看这个较多，将三部脉的运动看做一次潮汐。

那么进退和来去一样么？进退的震荡是平面的进退，与来去不在同一平面有异。来去和高深呢？一个是时间关系，一个是位置关系。单从位置和层面谈，来去是指的脉搏波的不同时段，高深是起伏运动的程度。来去有它的垂直距离，就是高深，来去是在血流的一个层面。一个脉搏波在一个质点上传到的时间先后构成来去，一个质点在一次脉搏波的全过程中，到达的最高点和最低点，构成高深，可以把脉搏波与脉管的关系简单地看做一次物理学中的振动波的传导，有助于理解。机体本来就是物理和化学复杂集合体，中间的机理很复杂，对于单个现象，在初步理解的时候可以借助物理模型。当理解了这种现象之后，再进一步理解简单物理模型背后的复杂因素，这种思维过程也可以讲为科学的简单思维了。先理解，后推翻，再理解，要明白一些物理模型和原理，有助于理解脉象。

对中医当前教育的一点理解

主讲人：吴慧慧

国内知名中医的人数从 20 世纪 80 年代的 5000 余名骤减至现在的不足 500 名。曾经有报道称，一名针灸推拿博士从踏入中医药大学的大门到毕业，在中医药领域学习和研究已有 10 多个年头，而其博士后研究课题却是"利用脑功能成像技术证明针灸对疾病的治疗作用"。就学生而言，对中医学习的态度也是非常纠结的，中医的学习是一个漫长的过程，就目前国内形势而言，相较于立志成为一名优秀的中医而言，毕业后找到一份较好的工作养家糊口，显然更让人觉得务实一些。而从学校方面来讲，就业率更是学校追求的重要指标，谁也不想自己培养的学生毕业即失业，所以现实不得不让学校尽量调整课程向更有利于学生就业和更适合社会发展的方向调整。中医的悲哀啊！

知识的教学不足只是问题的一个方面，重要的是缺乏中医技术技能的传授和思维模式的培养。我们的目的是要培养出脉诊技术技能过硬的一个群体，而现实却使这条路布满荆棘。

对于中医的学习是一个走进去又走出来的过程。第一步好做，第二步难些。但有人会从一开始就能同时走进去又走出来。读书不是目的，关键在于品书。会读书的多，会品书的鲜。至今有一些人是书都没读多少，基本概念一塌糊涂，更不用说什么品了。不必感叹十几年学医的漫长之路，找工作时也不要眼高手低了。邓铁涛曾一针见血地指出，目前学院制的中医教育西医化趋势严重，"现在高校里的中医专业就像一只'病鸡'，'病鸡'如何能生出健康的鸡蛋？同理，中医专业课程设置不中不西，又怎能培养出优秀的中医接班人？"不是中医难学，是没有找到学习的入口。中医界对真正的功夫历来忽视，导致稀奇古怪的理论充斥其间，浪费了大量的人力物力。强化自身的功夫，最后才能做到摒弃糟粕，树立正道。功夫不到就容易听信一些不实际的东西，而且是谁鼓吹的厉害就听信谁的，这就给了一些人可乘之机了，什么这派那派，都是认识不全面的结果。

中医从宋元时代就从实践走向了理学的思辨，这是文人进入医学界的缘故。只动脑子不动手，至今仍在影响着我们。王孟英曾经说过，当时的医生有两种人，一是临床功夫好，认证和说理都到位；二是理论上呱呱叫，实际操作和辨证却不在行，王氏称之为"书橱子"。学医的人一定分清这两种人。医学的成材期本来就长，要是几年就把中医学会了，那可真是不可能。

从伤感和不安的情绪中，咱返回现实吧，现实就是从我们自身做起，深入临床实践，多思考，多总结，不要让我们自己成为践踏中医的罪魁祸首。所以还是着手眼前，分析一则临床病例。

患者王某，男，57岁，济南人。2011年11月9日初诊。

主诉：双下肢反复水肿2年余，伴头晕15天。

现病史：患者自述半月前感冒后出现双下肢水肿，咳嗽，咳白色黏痰，多汗，头晕，视物模糊，无头痛，劳累后双下肢水肿，左下肢麻木，自觉左手肿胀，一过性舌尖麻木，遂来诊。患者4年前查体发现血糖升高至18 mmol/L，给予"优必林"治疗，空腹血糖控制于7～8 mmol/L，2年前出现双下肢水肿，曾入住历下区人民医院、千佛山医院，给予降糖、保肾、利尿等治疗，好转出院。近日患者感冒后出现双下肢水肿，左下肢麻木，一过性舌尖麻木，纳眠可，小便有泡沫，夜尿2次/晚，大便不爽，日一行。

既往史：既往糖尿病史5年，高血压病史3年，糖尿病视网膜病变3年余，混合痔病史10年余。

辅助检查：

生化示：总蛋白36.1g/L，白蛋白16.1 g/L，前白蛋白120 mg/L，尿素11.49 mmol/L，肌酐135μmol/L，β_2微球蛋白4.50 mg/L，尿脑脊液蛋白2.18 g/L，24小时尿蛋白定量5.45 g/24h（24h尿量2500ml）。血常规示：红细胞2.33×10^{12}/L，血红蛋白73g/L。

舌象：舌红，苔薄黄。

整体脉象：粗、热。

局部脉象：左寸细、涩、动；右寸细、动、涩；左关圆包形凸起，烦躁谐振波增多；右关圆包形凸起，内侧有一局限性血管壁张力增高；左尺敛、动、干、涩；右尺敛直而干。

右尺脉的"敛"、寸脉"细"除表明患者心眼较小外，还表示患者的心理不张扬。仔细询问，患者自小不受父母宠爱。"直"表明患者较为主观。一个"主观"，一个"不张扬"，造成自身"矛盾"，致使患者遇事不愿倾诉，爱生闷气，日久便导致肝郁气滞，脉象可见关部的圆包样凸起，整体脉象的"涩"。内侧有一局限性血管壁张力增高表明肠胀气。郁久化火，灼伤阴津，则见脉"干"，尤以尺脉明显。火热下趋于肾，则致肾功能损失。患者在治疗肾功能损害的过程中，进水量少，致血液浓缩，血容量不足，因而"派生"出以肢体麻木等症状。故治疗的源头在于"肝郁"，以滋水清肝饮加减清肝热，散肝郁，养肝阴。

从脉辨析病案引发的思考

主讲人：王鹏

如今在大多数老百姓眼里对中西医的看法是"慢性病找中医，急性病找西医"，可是有多少急性病是没有慢性病基础的呢。先在这里举一个我碰到的例子。今天我的一个老病人的女儿来找我看病，患者头晕的无法直立，必须扶墙方可站稳，找过很多西医治疗，有按颈椎病给她看的，有按美尼尔综合征给看的，有按心脏病给看的，都没有效果。细诊其脉，发现其整体脉缓，脉来时无力达到高峰即迅速回落，右寸脉有深沉凝滞的悲伤感的谐振波，左关有一个大郁结，遂问其怎么这么悲伤啊，还这么生气，最近被什么事情整的这么疲劳啊。患者听后泪流满面，诉说其父前几日骑车外出不慎跌倒导致股骨头骨折，住院后行股骨头置换术后几日出现无尿，然后开始透析，紧跟着心脏功能就不行了，术后大概没一个月就去世了，给家人一个猝不及防。细想老人家从年轻时就怕死，一生谨慎小心，平素很注意医疗保健，除了糖尿病并没有什么大的疾病，血糖也维持的很好，70 多岁依然能骑着车子四处溜达。患者的症结找到以后，处方用药就有了依据，所以说看病要注重整体。

整体观念是中医的指导思想之一，也是西医所缺乏的。西医的诊疗思维模式只注意疾病的结果，头痛医头，脚痛医脚，而任何疾病的产生都是一个流态的过程，任何疾病的结果都是由一定的病因所引起和维持的，我们称之为"疾病的过程流"，注意这个疾病的流态过程才是我们真正需要具备的诊疗思维。在整体上认识疾病，溯本求源，将疾病从根上拔起，这才能真正地治疗好疾病。所以各位中医人士，真正的宝藏就在我们身边，我们要好好珍惜。用西医的思维来指导中医注定会将中医引上一条不归路，所以我们要坚定自己的立场，把握自己的本领，使中医达到真正的复兴。我想这也应该就是我们的努力方向。

那中西医真的就是完全对立的吗？我想并不是这样，两者各自有自己的优点，我们可以做到取长补短，例如微观脉象就是用脉象诊断现代医学疾病，是近代伴随西医大行其道，在中医中间兴起的新东西，在这方面可借鉴的太少了。有些完全是新领域，要靠我们来开拓。

对脉象诊断西医疾病，我有自己的看法，那就是这应当算脉学当中的一部分而已。脉象是集诊断治疗一体的，古人并不是摸不出病来，就像中医搞宏观的藏象，而不去注重人体解剖一样，是出发点不同。从脉象中摸出病，怎样用脉象去指导治疗？这是当今脉学发展的大课题。这应当也是中西医结合的大课题。这个问题实际是属于中医科学发展观的范畴。面对当今中医的境遇，面对现代医学的强大势头，热爱中医的人不会无动于衷的，要做积极的思考和不懈的努力。脉与现代疾病相对应，这条路子，我看依然没有走到头。

谈一点对血液流体力学的认识

主讲人：丁晓

血液的黏滞和滑利问题，从流体力学来说，它们属于势流运动。

实际流体都是有黏性的，例如空气和水，只是黏性较小而已，可以忽略，但血液属于大雷诺数值流动，黏性不可忽略，人的血液成分变化较大，可以浓稠黏滞，有些不见得兼有。还是要实事求是，以指感为主，脉象是复合的感觉。血流不等同血液成分，再加上脉管因素、心搏因素、交感神经因素以及我们知道的以及目前还认识不到的种种，形成了脉象。

以单因素解读脉象，肯定不准确，或者是摸不出东西来。如何以理论解释？这是可以运用已知推论的。

此其一二，有聪明人，意识到脉象是有许多因素杂合形成。

那好了，如果对某一种认识独到，单枪悟入，打开缺口。只要抓住一点，整个脉象就在他那里变样了。一个完整脉象，一次脉动，可以看成由无数质点组合而成。当然脉动和脉象还不一样，这是必须说明的。脉，动起来时，是在一个平面内质点的变化，有时在平面直线上没有变化或者极其细微，成平面势流。更多的是流体质点绕某个点作圆周运动，并且流速和该点的半径长度成反比，从而形成涡流。可以看出，不但脉管不是平直的，血流也不会是匀速的。河水流过桥墩时，形成圆形的涡流，那如果血管中某处毛糙了、出现挂壁血细胞了，同样会出现漩涡。人体血液肯定不是理想流体，黏性血液流体，其运动总是旋转的，并且不守恒。

涡旋可以产生、变化、发展、衰减或者最终消失。涡旋还能扩散，由涡旋强度高的地方流向强度低的地方，最终它要试图达到均衡。还有，血液是具有温度的，这对流体介质的影响是比较大的。但这个温度的值，有时并不恒定。这也是影响脉象的因素。脉管可以看成是上下两个平板，流体在其中流动，其原始动力形成压强，并且是梯度压强，引起流动。如果设定两个平板之间的距离固定不变，那么这种流动被称为泊肃叶流，就可以计算其运动轨迹和抛物线流速，可以作为最理想的模型，以平板层流看待。人体血管是圆形的，把泊肃叶流进一步发展为哈根－泊肃叶流就可以了。